CONTRIBUTION A L'ÉTUDE

DES

DÉTERMINATIONS PULMONAIRES ET RÉNALES

DE LA GRIPPE

PAR

Raoul-Aimé-Félix DÉLÉON-BRUNET

DOCTEUR EN MÉDECINE

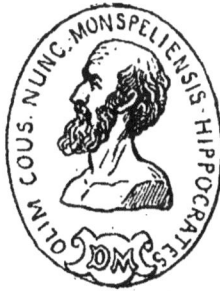

MONTPELLIER

IMPRIMERIE DELORD-BOEHM ET MARTIAL

IMPRIMEURS DU MONTPELLIER MÉDICAL

—

1903

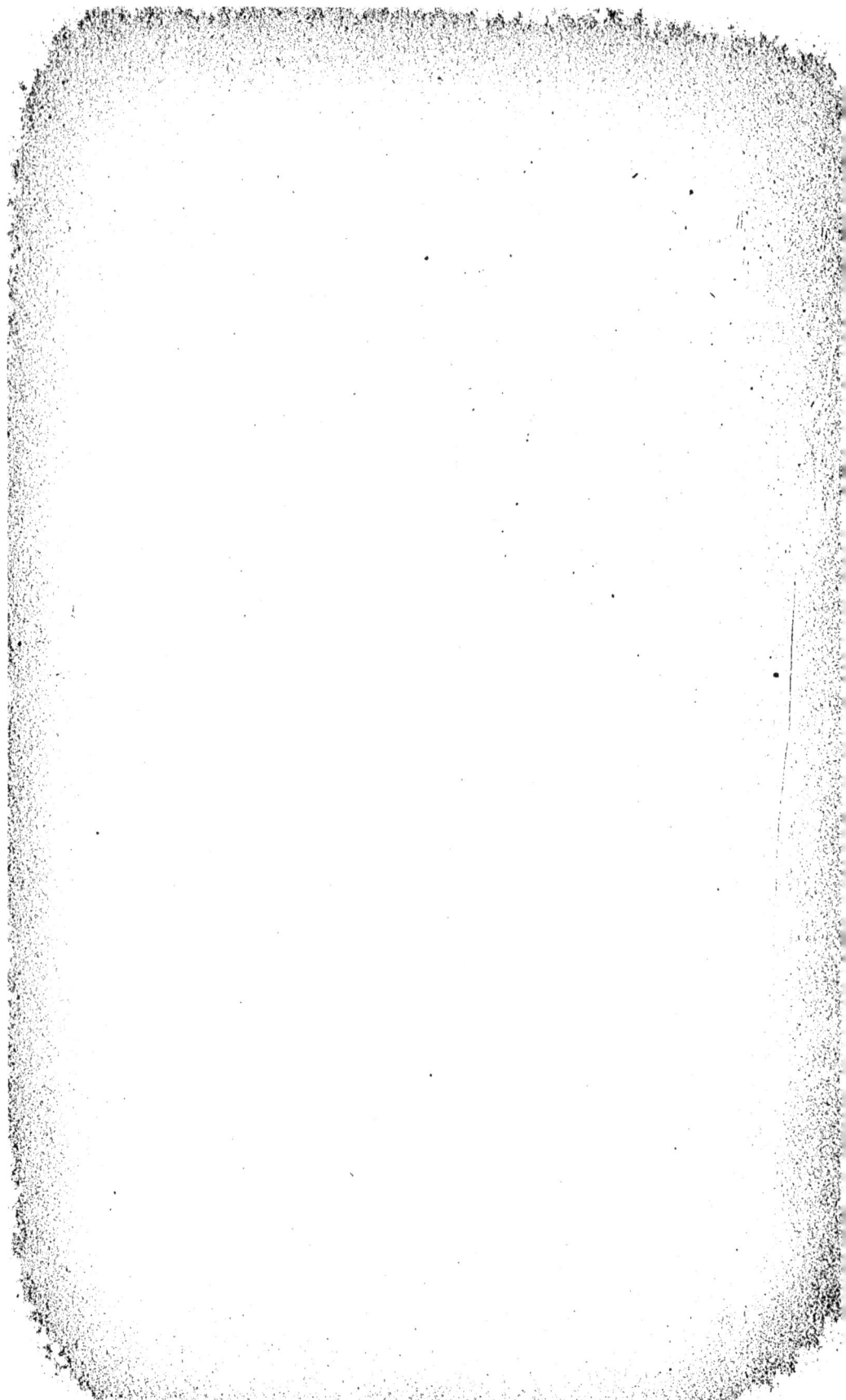

CONTRIBUTION A L'ÉTUDE

DES

DÉTERMINATIONS PULMONAIRES ET RÉNALES

DE LA GRIPPE

PAR

Raoul-Aimé-Félix DÉLÉON-BRUNET

DOCTEUR EN MÉDECINE

———— ◈ ————

MONTPELLIER

IMPRIMERIE DELORD-BOEHM ET MARTIAL

IMPRIMEURS DU MONTPELLIER MÉDICAL

—

1903

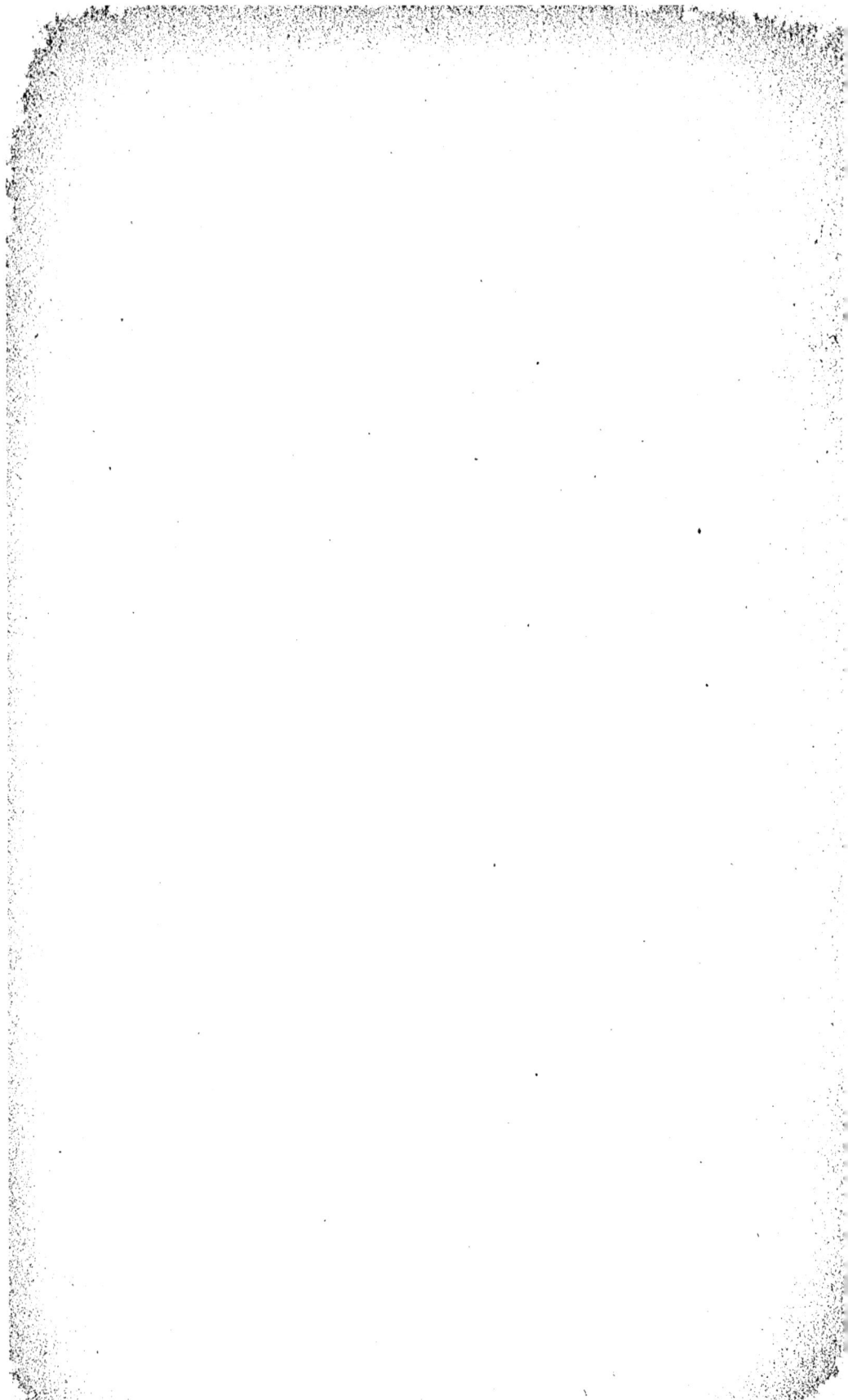

A LA MÉMOIRE DE MON PÈRE VÉNÉRÉ

A MA MÈRE

R.-A.-F. Déléon-Brunet.

A MA SŒUR JEANNE

A MON FRÈRE MARCEL

MEIS ET AMICIS

R.-A.-F. Déléon-Brunet.

A MON PRÉSIDENT DE THÈSE

Monsieur le Professeur CARRIEU

R.-A.-F. Déléon-Brunet.

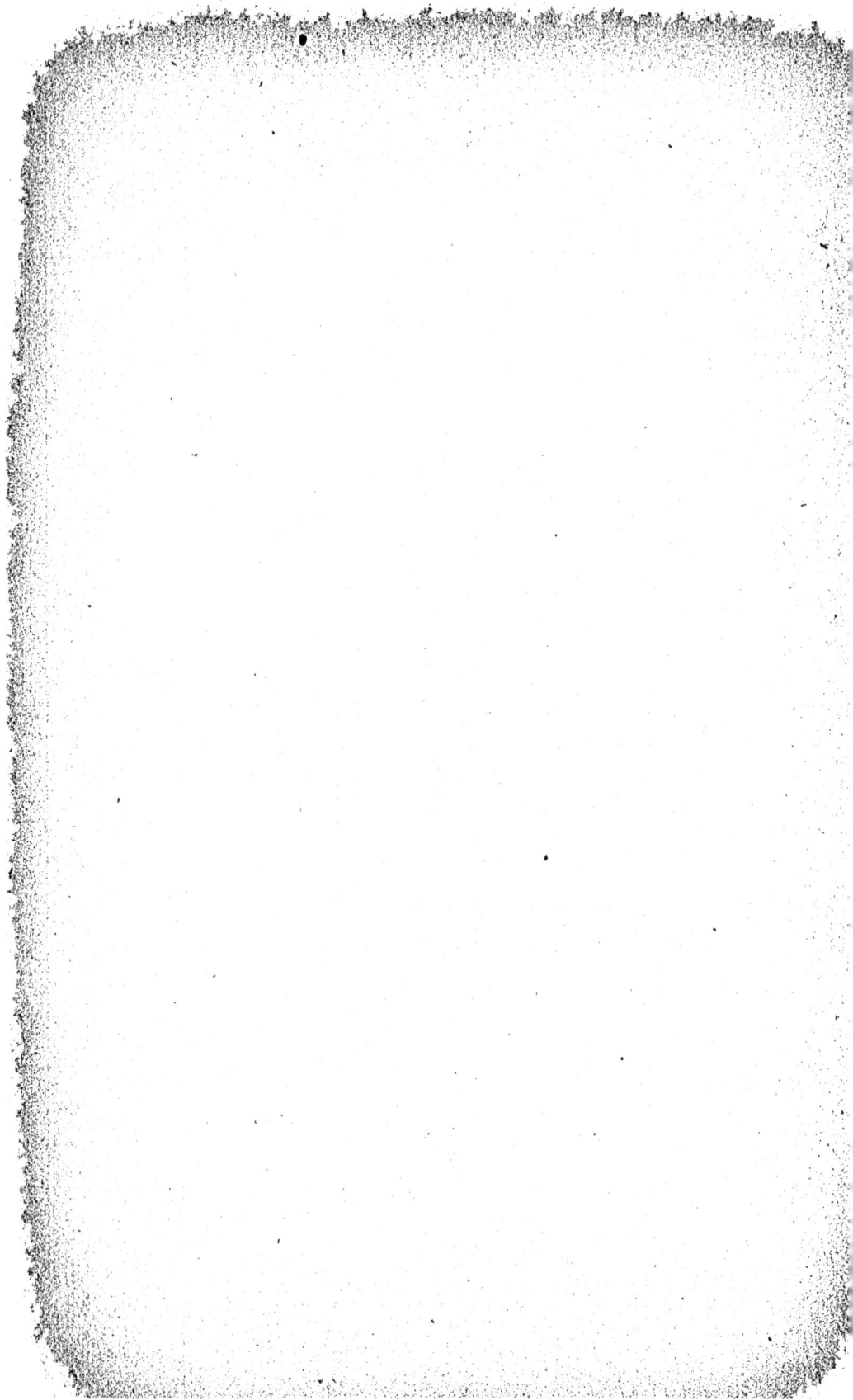

CONTRIBUTION A L'ÉTUDE

DES

DÉTERMINATIONS PULMONAIRES ET RÉNALES

DE LA GRIPPE

INTRODUCTION

Nous allons, dans notre travail, étudier la grippe spécialement au point de vue de ses déterminations pulmonaires et rénales. Après avoir successivement examiné de quelle façon le rein et le poumon sont touchés par cette maladie, nous citerons les observations que nous avons trouvées et dans lesquelles ces deux organes sont diversement frappés. Nous essaierons ensuite de dégager de ces observations quelques données relatives à la date à laquelle s'est manifestée l'albuminurie, aux formes principales de néphrite grippale, au pronostic chez un malade atteint au rein et au poumon. Nous rapprocherons de quelques autres un cas observé dans le service de M. le professeur Carrieu, où nous avons cru voir un mode peu fréquent d'évolution grippale. Enfin, nous étayerons sur ces divers faits nos conclusions, nous souvenant en cela de la phrase de J.-J. Rousseau : « Je

r sais que la vérité est dans les choses et non dans
» mon esprit qui les juge et que, moins je mets du mien
» dans les jugements que j'en porte, plus je suis sûr d'ap-
» procher de la vérité. »

Nous prions Monsieur le professeur Carrieu, sous les aus-
pices et avec les conseils duquel nous avons entrepris ce
travail, d'agréer l'hommage de notre reconnaissance profonde
pour la bienveillance qu'ils nous a toujours témoignée, et
pour l'honneur qu'il nous a fait en acceptant la présidence
de cette thèse.

CHAPITRE PREMIER

Grippe et Poumon

La grippe affecte volontiers l'appareil respiratoire. C'est lui qui dans la grande majorité des cas est atteint. Aussi les auteurs, groupant les symptômes si divers que présente cette maladie, décrivent un type thoracique, à côté des types nerveux et gastro-intestinal.

« Dans sa forme légère, dit Dieulafoy, la grippe ressemble à une bronchite dont les phénomènes généraux prendraient une violence insolite ; l'économie entière est envahie comme dans les grandes pyrexies. C'est pendant plusieurs jours un affaissement musculaire et une lassitude, avec céphalalgie intense, frontale et occipitale, épicrânie, douleurs réveillées par chaque secousse de toux, crampes dans les membres et frissons répétés. En même temps, apparaissent des catarrhes, oculaire, nasal et pharyngé : parfois ces localisations font défaut, et la grippe débute par un catarrhe laryngé et bronchique, accompagné de raucité de la voix et de quintes de toux fort douloureuses. L'expectoration, d'abord aérée, devient plus épaisse, la poitrine est encombrée de râles ronflants et sibilants, la fièvre est vive le soir et tombe le matin. Parfois la fièvre est insignifiante. Néanmoins les symptômes douloureux, les maux de tête, les douleurs musculaires du cou, du rachis, du dos, des lombes, les douleurs périarticulaires peuvent revêtir durant toute la maladie une notable intensité. Chez quelques malades, ce sont les troubles digestifs, nausées, vomissements, états gastriques, bilieux, qui dominent la scène. Après une huitaine, une quinzaine de jours, des symptômes critiques tels que sueurs, diarrhée, épistaxis, herpès labial, annoncent parfois la guérison. »

« La grippe, définit succinctement Riess, est une affection épidémique qui, sous l'influence de causes atmosphériques, se propage rapidement sur des contrées plus ou moins étendues, et dont le symptôme principal est un catarrhe de l'appareil respiratoire et de l'appareil digestif accompagné de fièvre et de prostration générale. »

Mais la grippe ne se borne pas à évoluer seulement comme un catarrhe, elle frappe bien plus diversement le poumon, ce seront, outre les bronchites simples et capillaires, des broncho-pneumonies, pneumonies, congestions, spléno-pneumonies, bronchoplégies, et ses localisations variées engendreront des types cliniques différents.

La *pneumonie grippale* procède par foyers successifs, elle va d'un point à un autre du poumon, du côté droit au côté gauche, de sorte que l'on peut dire que le malade a en même temps plusieurs pneumonies qui évoluent chacune pour leur propre compte. On a donné divers noms à ce type: *pneumonie à foyers successifs*, *pneumonie serpigineuse*, *pneumonie migratrice*. — Cette pneumonie grippale est d'autant plus grave que de nouveaux foyers apparaissent, alors que les foyers précédents ne sont pas encore en résolution.

Cette forme se rencontre fréquemment chez les enfants, occupant aussi bien les sommets que les bases des poumons, se traduisant ici par des râles sous-crépitants et là par un souffle. Ces signes persistent pendant quelques jours, pour disparaître ensuite ou faire place à une broncho-pneumonie véritable [1].

[1] Morand. — Thèse de Montpellier, 1891.

Les formes lobaires, dit Tessier[1], sont exceptionnelles, si tant est qu'elles existent et qu'on n'ait pas toujours affaire à des formes pseudo-lobaires. Presque toujours, la pneumonie grippale est une broncho-pneumonie lobulaire, et ce qui la caractérise tout particulièrement, c'est son développement en petits foyers disséminés, isolés, se produisant à la suite de fluxions successives, le plus souvent *grimpantes*, suivant l'observation très judicieuse de Finckler et de Villard. Ces poussées se reproduisent souvent avec une persistance désespérante, si bien qu'on croit en avoir fini un jour, de façon à pouvoir prédire une issue favorable, et le lendemain se produit une poussée nouvelle qui met les jours du malade en danger, ou amène la mort d'une façon rapide ; car c'est un des caractères de cette pneumonie grippale de faire un pourcentage de mort considérable et d'avoir changé du tout au tout le pronostic en général bénin de la pneumonie classique.

Dans les pneumonies grippales, dit Ménétrier[2], la symptomatologie générale est la suivante : « Le frisson existe dans un grand nombre de cas, mais au lieu du frisson unique, habituel, c'est une série de petits frissons, se succédant parfois durant deux, trois ou quatre jours, ou encore de simples frissonnements.

» Le point de côté manque, est retardé, ou au contraire, se montre tout d'abord avec une intensité excessive. Les épistaxis ont été observées nombre de fois.

» Ou bien, tout s'est trouvé réduit à un peu plus d'oppression, de l'abattement avec perte d'appétit, des douleurs vagues dans la tête, la poitrine et les membres, phénomènes peu distincts des signes antérieurs de la grippe, et le

---

[1] Tessier[*] — Grippe influenza, 1893.
[2] Ménétrier. — Thèse Paris, janvier 1887, grippe et pneumonie.

malade inconscient de son état continuait à travailler jusqu'au cinquième, sixième, huitième jour de sa pneumonie,
ne se montrant à l'hôpital qu'à une époque tardive de l'affection, alors que celle-ci était parvenue au deuxième et
même au troisième degré.

» La maladie, une fois constituée, n'est en effet bien souvent révélée que par ses signes physiques seuls, et encore
ceux-ci doivent-ils être cherchés et se montrent-ils rarement au grand complet. C'est ainsi que le râle crépitant est
un des moins constants et que le plus souvent on ne rencontre que des râles humides à bulles plus ou moins fines.
Ou encore, c'est le souffle qui fait défaut : il peut aussi se
manifester avec un timbre se rapprochant du souffle pleurétique. En revanche, la sonorité thoracique est constamment modifiée et remplacée soit par de la submatité, soit par
de la matité complète.

» Pourtant, dans la majorité des cas, les signes physiques
sont perçus et sont fort utiles pour l'établissement du diagnostic. Les crachats en effet, sont fort trompeurs durant
tout le cours de la maladie, ils peuvent rester simplement
muqueux avec quelques stries sanguines, ou devenir muco-
purulents vers la fin : rarement ils sont franchement rouillés, d'aspect classique, souvent ils sont visqueux, sanguino-
lents ou même sanglants, semblables à l'expectoration de
certaines fluxions de poitrine.

» L'état général est grave, le malade paraît profondément
atteint : il ne présente généralement pas ce faciès coloré qui
avec la chaleur de la peau et la force du pouls faisait autre-
fois considérer la pneumonie comme le type des maladies
inflammatoires.

» La dyspnée est un des symptômes dominants ; elle tient
soit à l'intensité du point de côté, ce qui est rare, soit à la

bronchite concomitante. Le pouls est très variable, souvent petit et rapide ».

L'extrême irrégularité de la courbe thermique, tantôt franchement intermittente, tantôt rémittente à grandes oscillations, tantôt simplement irrégulière sans type défini, a été signalée par M. Jaccoud [1] comme un fait propre à la grippe.

La *spléno-pneumonie* grippale est une maladie du poumon qui touche le parenchyme pulmonaire et dont le processus anatomo-pathologique ressemble à celui de la pneumonie. Il y a de la congestion, puis de l'exsudat fibrineux qui remplit les alvéoles et les extrémités des petites bronches. En même temps on observe les signes physiques de la pleurésie. Ces signes sont : l'abolition des vibrations thoraciques, la matité, le souffle, souffle aigrelet qui ressemble à celui de la pleurésie. Il y a en outre de l'égophonie et de la pectoriloquie aphone. Si on fait une ponction, on ne ramène pas de liquide.

Cette spléno-pneumonie se déclare en général dans le premier septénaire de la grippe. La période d'invasion est caractérisée par des frissons multiples, de la fièvre, un point de côté violent, de la dyspnée, un pouls fréquent. Puis les signes cliniques s'accentuent, on constate une matité qui devient de plus en plus dure, l'abolition des vibrations thoraciques et surtout de l'obscurité respiratoire, parfois de la bronchophonie, de l'égophonie, de la pectoriloquie aphone. Après quelques jours, on observe quelques changements, la respiration est plus facile, le pouls est moins précipité. Cet état, avec persistance de la fièvre, dure cinq ou six semaines, puis les symptômes généraux s'amendent et le calme reparaît. Toutefois, en auscultant le malade, on constate que le

[1] Jaccoud. — Path. Interne.

poumon atteint reste obscur et que, bien longtemps après, cette obscurité persiste. Dans la spléno-pneumonie on crache tardivement, les crachats semblent marquer la période de résolution, ils sont nombreux, spumeux, aérés, grisâtres et très collants.

Cette spléno-pneumonie grippale est très mobile, la base d'un poumon est à peine guérie que le microbe de la grippe s'attaque à une partie voisine ou bien au poumon opposé, de sorte que l'on peut assister chez le même sujet à l'évolution de plusieurs spléno-pneumonies successives.

Makereel[1] explique ainsi l'origine de ces signes de pleurésie qu'on observe dans la spléno-pneumonie : « on peut dire de la spléno-pneumonie qu'elle est une pneumonie épithéliale; les cellules plates qui revêtent les alvéoles, sous l'influence du microbe grippal, se gonflent, se boursouflent, tombent en partie dans la cavité alvéolaire, où elles se mêlent à un exsudat fibrineux très abondant qui les agglutine. Il en résulte un bloc de gélatine qui remplit tous les vides. Cette masse semi-liquide, semi-solide, donne alors à l'examen les signes de la pleurésie, pleurésie dont l'exsudat se ferait à l'intérieur même 'u poumon au lieu de se faire dans la cavité pleurale. »

Si le catarrhe grippal passe des grosses bronches, auquel cas la dyspnée est modérée ou nulle, aux bronchioles, le tableau clinique est celui de *bronchite capillaire*. Tous les auteurs ont décrit des cas de grippe asphyxique de ce genre à marche extrèmement rapide. Ces formes s'observent surtout chez le vieillard.

La grippe donne souvent naissance à des *broncho-pneumonies* dont la forme pseudo-lobaire se distingue avec peine

---

[1] Makereel. — Thèse, Lille, juillet 1898. Congestions et spléno-pneumonies grippales.

de la pneumonie. Dans la broncho-pneumonie la température présente en général des oscillations beaucoup plus grandes.

« Le début est moins brutal, les signes stéthoscopiques indiquent des lésions moins massives et permettent de reconnaître de la bronchite et des foyers d'induration. Les lésions sont moins fixes et l'on constate ces déplacements qui caractérisent la pneumonie dite migratrice ou érysipélateuse. L'asphyxie est plus marquée ; au lieu de crachats rouillés ou sucre d'orge, il y a une expectoration aérée, simplement striée de sang, quelquefois purulente [1]. »

Cette broncho-pneumonie est une des complications les plus fréquentes du catarrhe initial de la grippe. Dans l'épidémie de 1893-94, on l'a constatée dans 23/100 des cas et le plus souvent elle frappait des hommes adultes.

Les signes physiques y sont peu marqués. On ne trouve pas toujours de la matité ; lorsqu'elle existe, elle siège surtout aux bases, est très limitée, et disparaît rapidement d'un point pour se porter sur un autre. Au niveau de la matité, la respiration est obscure, on observe des râles sous-crépitants.

Le début est insidieux, il n'y a pas de frissons, la température monte lentement et la défervescence se fait également lentement en lysis. Mais ce n'est pas toujours le cas, très souvent le début est brusque et violent. Après la chute de la température les signes pulmonaires peuvent persister. Il n'existe aucun rapport entre ces deux phénomènes (Ripperger) et Drasche décrit des cas où, malgré la défervescence, la lésion pulmonaire continue sa marche extensive. La même indépendance existe entre le pouls et la fièvre, et des sueurs abondantes n'amènent pas toujours une chute de la température [2].

[1] Traité de médecine par Brouardel. La grippe de Netter.
[2] Gazette des hôpitaux, 27 avril 1897, J. Roux. Les complications de la grippe.

Les caractères anatomiques de la broncho-pneumonie grippale ont été décrits par Kirkow et Frankel.

L'infiltration atteint les lobules pulmonaires un à un ; lorsque les foyers deviennent confluents, des lobes entiers peuvent être envahis. Ces foyers sont mal limités, mous, de nuances variées. Par la pression on fait sourdre des gouttelettes de pus. Le microscope montre les alvéoles remplies de sang, leucocytes, cellules épithéliales, pigmentées, fibrine, pus, vaisseaux thrombosés et nécrose circonscrite.

D'après Frankel, à la suite de ces lésions pulmonaires on note souvent de l'induration. Cela résulte des lésions du tissu conjonctif du poumon, lésions qui consistent en une petite infiltration de cellules autour des bronches et des vaisseaux, ainsi que dans le tissu cellulaire interlobulaire.

La *congestion pulmonaire* grippale peut se présenter sous la forme de *fluxion de poitrine* correspondant assez exactement à la forme de congestion pulmonaire que décrivit Woillez[1]. « C'est, dit-il, une fluxion sanguine aiguë, avec fièvre au début, à invasion brusque, à terminaison rapide ; elle n'a généralement pas de prodromes ; quand il en existe, ils consistent en un peu de toux, un léger malaise, une légère douleur ou plutôt un endolorissement des parois thoraciques. La fièvre existe dès le début, mais elle est moins marquée que la fièvre pneumonique, elle dure peu, 2, 3 à 4 jours, puis elle tombe. »

Le point de côté est à peu près constant, mais moins limité que dans la pneumonie. Comme l'a fait remarquer Dieulafoy, ce n'est pas simplement un point douloureux, c'est une sensation douloureuse étendue à toutes les parties molles du thorax.

La dyspnée est plus ou moins intense, due surtout à la

---

[1] Woillez ; Traité clinique des maladies aiguës des voies respiratoires, 1872.

douleur. La toux est peu fréquente, sèche au début, ensuite expectoration aérée, grisâtre, aqueuse, rarement striée de sang.

Submatité plutôt que matité à la percussion, cependant toutes les nuances de son peuvent être observées. Les vibrations sont peu modifiées ou légèrement augmentées. Le murmure vésiculaire est affaibli, on note quelques râles fins, sous-crépitants plutôt que crépitants, il y a surtout un souffle doux, diffus, ayant rarement le caractère tubaire ou même bronchique, bien qu'il puisse le prendre [1].

Jusqu'à quel point cette fluxion de poitrine n'est-elle pas une pneumonie abortive? Le pneumocoque a manqué dans les crachats, l'état général est moins grave que dans la pneumonie, l'expectoration n'est pas rouillée, enfin la marche est beaucoup plus rapide que celle de l'infection pneumococcique ordinaire.

La *congestion pulmonaire* grippale avec *splénisation* est un type que nous ont fait connaître les publications de Huchard. Il est caractérisé par de l'obscurité respiratoire, généralement sans coexistence de râles ou de souffle, avec submatité et augmentation des vibrations thoraciques, comme dans la pneumonie. Ces symptômes surviennent à la suite de phénomènes généraux de grippe et s'accompagnent d'une forte fièvre, d'une dyspnée intense et souvent de crachats hémoptoïques.

Il semble qu'il y ait là un poumon gorgé de sang d'une façon passive par suite de la vaso-dilatation des capillaires.

Tout cela s'accompagne d'une forte fièvre et presque toujours aussi de troubles cardiaques, les nerfs du cœur paraissent intoxiqués et incapables de remplir leurs fonctions normales.

---

[1] Thèse Paris, mai 1899, Olivier : Contribution à l'étude de la congestion pulmonaire au cours de la grippe.

« Cette *congestion aiguë passive*, dit Huchard [1], est caractérisée par une paralysie des muscles de Reissessen, par une impossibilité de l'expectoration ; la dyspnée est très vive, l'asphyxie semble imminente, et à l'auscultation on ne perçoit que des râles humides sans localisation pulmonaire, il s'agit en quelque sorte d'une asystolie pulmonaire. Il y a en effet, dans les affections chroniques des bronches, de même que pour celles du myocarde où le cœur est frappé de parésie, une sorte d'asystolie ou mieux de *bronchoplégie* à laquelle les malades succombent le plus souvent ; ce n'est pas seulement au manque d'expectoration qu'il faut s'attaquer, mais aussi et surtout à la paralysie pulmonaire bronchique ».

A la même époque, Ferrand [2], dans une communication à la Société médicale des hôpitaux, dit avoir observé dans le cours de la grippe un état particulier du poumon, qu'on peut appeler de *l'atélectasie*, qui consiste en une diminution de perméabilité du parenchyme pulmonaire avec augmentation de densité de ce parenchyme s'étendant à un ou plusieurs lobes ou même à un poumon tout entier ; cet état, qui paraît être congestif et peut être sous la dépendance d'une perturbation nerveuse, peut entrer en résolution sans se caractériser davantage, ou bien précéder une altération vraiment pneumonique.

D'après Huchard et Ferrand, la congestion pulmonaire passive débute plus ou moins insidieusement, on note le plus souvent l'absence de point de côté, une fièvre peu intense, un pouls petit et lent coïncidant avec une figure pâle, exsangue, des lèvres bleues, la peau des extrémités refroidie. Si on ausculte le malade, on trouve, en certains

[1] Huchard. — Revue de clinique et de thérapeutique, 1890.
[2] Ferrand. — Société médicale des hôpitaux, janvier 1890.

points plus ou moins étendus des poumons, des râles crépitants fins, très nombreux, seulement appréciables dans
les grandes inspirations, comme s'il s'agissait de râles produits par le déplissement pulmonaire sous l'influence vraisemblable d'une parésie du nerf vague.

Rendu[1] a observé également les formes de grippe
asphyxiante, graves, pouvant enlever le malade en quelques
heures, et où l'autopsie montrait des lésions insuffisantes
pour expliquer un dénouement aussi rapide. Il croit, d'après
l'ensemble des symptômes cliniques, que, dans ces cas, la
mort survient par le mécanisme de la paralysie du pneumo-
gastrique, et que le point de départ de l'asphyxie terminale
réside dans un trouble fonctionnel d'origine bulbaire.

Cette atélectasie pulmonaire est également signalée par
Tessier dans son travail sur la grippe influenza.

[1] Rendu. — Revue générale de clinique et de thérapeutique, 1895, p. 381.

CHAPITRE II

Grippe et Rein

Si c'est aux observations et aux travaux suscités par la grande épidémie de grippe de 1889-90 que nous devons la plupart des données que nous possédons actuellement sur cette maladie protéiforme, c'est bien certainement depuis cette époque qu'est née la néphrite grippale. Entrée dans le domaine de la clinique, elle a su conquérir, parmi les déterminations si multiples du bacille de Pfeiffer, une place assez prépondérante pour que certains auteurs aient eu tendance à reconnaître une forme rénale de la grippe, tellement est fréquent l'accident albuminurie, maintenant qu'on le recherche systématiquement chez tout grippé.

Il faut reconnaître que certaines observations anciennes, sans préciser nettement le fait, ne paraissent pas moins être concluantes en faveur d'une complication rénale d'origine grippale.

Le premier, Lœw, [1] en 1720, en a eu des exemples, car il attire l'attention sur « des malades qui avaient le visage bouffi et les yeux ternes. Les femmes enceintes avaient en outre des douleurs à la région lombaire, aux reins et au ventre. »

En 1732 [2], il y avait des malades dont les urines étaient

[1] Lœw ; Ephem. nat. cur.
[2] Ozanam ; medical essays of Edinbourg, t. I p. 136.

fortement abondantes, peu colorées, sans sédiments, et elles continuaient dans cet état quelque temps, même après que la fièvre était terminée. En 1759, nous trouvons dans les Actes de l'Académie de Stockholm[1], des faits qui constatent presque certainement des cas de néphrite concomitante ou consécutive à la grippe :

« L'armée suédoise ayant pris ses quartiers d'hiver en 1759, beaucoup de soldats furent pris d'une fièvre catarrhale épidémique qui se terminait ordinairement par une crise imparfaite. Les pieds, les jambes et les cuisses se tuméfiaient, et souvent il se déclarait une hydropisie. On essaye de combattre cette métastase de la matière morbifique par l'usage des purgatifs qui causaient une diarrhée aqueuse sans soulager les malades. Les diurétiques obtinrent plus de succès et surtout la lessive des cendres de génévrier ou de genêts. Les malades en buvaient par jour depuis une chopine jusqu'à une pinte et davantage. Dès lors les urines étaient abondantes et l'enflure se dissipait. »

En 1837, les rapports de l'Académie de médecine constatent que cette épidémie est grave et émettent la conclusion que : « les formes ophtalmique, néphritique, rhumatismale, hémorrhagique, typhoïde, ont été assez fréquentes dans la grippe des départements. »[2]

En 1886[3], Ménétrier dans sa thèse cite un certain nombre d'observations de grippe avec albuminurie, l'attention est ensuite attirée sérieusement sur les complications urinaires de la grippe et nous allons trouver de 1889 à nos jours une série de travaux consacrés au rein grippal.

Fiessinger,[4] dans son mémoire sur la grippe infectieuse à

[1] Ozanam ; Loc. cit. p. 164.
[2] Gaz. médicale de Paris. — 1837, p. 195.
[3] Ménétrier ; grippe et pneumonie. Th. Paris 1886.
[4] Fiessinger ; la grippe infectieuse à Oyonnax (Ain), Paris 1889.

Oyonnax, constate et distingue la simple congestion rénale, la néphrite à type hémorrhagique et le mal de Bright aigu.

Le professeur Potain[1], dans une leçon sur la grippe, attire l'attention sur le début possible d'une néphrite grippale par une hématurie.

Budd[2], dans une revue d'ensemble, après avoir étudié la néphrite grippale, discute sur une ancienne néphrite aggravée par la grippe.

Duponchel[3] rapporte à la Société médicale des hôpitaux un cas de grippe infectieuse avec autopsie : l'examen des reins indique des lésions de néphrite interstitielle.

Hœhling[4] rapporte cinq observations et conclut ainsi : « quoique les cinq cas que je rapporte ne prouvent pas que le germe de la grippe soit par lui-même la cause des complications rénales, pourtant je crois qu'ils démontrent qu'une attaque d'influenza amène souvent des complications rénales sérieuses et même fatales, qui, au premier abord, passent inaperçues. »

Leyden[5], dans une communication à la société de médecine de Berlin et dans ses publications, rapporte trois observations de néphrite grippale, dont une suivie d'autopsie. Il montre l'identité de la néphrite suite d'influenza et des autres néphrites infectieuses.

Sympson[6] relate une observation de néphrite grippale où le terrain, débilité et prédisposé, se prêtait facilement à cette complication.

---

[1] Potain ; Union médicale, 21 décembre 1889.

[2] Duponchel ; Bulletin de la société médicale des hôpitaux, N° 2, p. 44, 1890.

[3] Budd ; Ugesk for Læger, 4, R, XXI, 1890.

[4] Hœhling ; Med. Neus, p. 45, 1890.

[5] Leyden. Wien. med. Blatt., 16 janvier 1890 — Soc. méd. de Berlin, 15 fév. 1890. Berlin Klin. Woch, N° 10, 1890.

[6] E. Mansel Sympson. — The Lancet, 10 mai 1890.

Vignerol [1] cite deux cas de néphrite grippale passée à l'état chronique et suivie de mort.

Tuvache [2] fait sa thèse sur la néphrite grippale, étudiant l'albuminurie du début de la grippe, la néphrite vraie, la néphrite grippale subaiguë ou chronique.

Diard [3] insiste sur la fréquence de l'albuminurie dans la grippe ; d'après lui, elle serait constante et existe dans toute grippe, il insiste sur le danger des vésicatoires.

Lécorché et Talamon [4], en présence d'une malade en convalescence de grippe et dont rien ne pouvait expliquer l'état de faiblesse et d'anémie, examinent ses urines, y trouvent de l'albumine. Un traitement approprié améliora la malade et confirma le diagnostic de néphrite grippale, qui dans ce cas particulier se traduisait par une albuminurie intermittente.

Le professeur Teissier [5] insiste sur la fréquence de l'albuminurie du début de la grippe au moment de l'acmé fébrile. Avec Roux et Pittion [6] il décrit un diplo-strepto-bacille dont les cultures inoculées au lapin réalisent une grippe expérimentale, avec congestion œdémateuse du rein le plus souvent.

Alison [7] relate une série d'observations où l'albuminurie a été observée.

[1] Vignerol. — Les néphrites infectieuses, Th. Paris, 1890.

[2] Tuvache. — La néphrite grippale, Th. Paris 1891.

[3] Diard. — Rev. e générale de clinique et de thérapeutique, 8 juin 1892.

[4] Lécorché et Talamon. — Sur un cas d'albuminurie intermittente, médecine moderne 8 sept 1892.

[5] J. Teissier. — La grippe influenza, Paris, 1893.

[6] Teissier, G. Roux et Pittion. — Sur une nouvelle diplobactérie pathogène retirée du sang et des veines des malades affectés de la grippe. Semaine médicale 1892, p. 120.

Teissier, Roux, Pittion. — Nouvelles recherches bactér. et expériment. relatives à la pathogénie de la grippe.

Arch. de méd. expérim. et anat. patholog. juillet et septembre 1892.

[7] Alison. — Arch. génér. de médecine 1, 1890.

Citons enfin les thèses de Charpentier [1] et Bonnelière [2], les observations de Gingeot [3] et Hervouët [4], les thèses de Ruelle [5] et de Schmit [6].

Symptomatologiquement, la néphrite grippale se présente comme toutes les néphrites infectieuses. Elle peut revêtir par là même les allures les plus diverses. « Le plus souvent, dit Dieulafoy [7], elle est légère, superficielle, transitoire. L'adultération des épithéliums ne se traduit que par une albuminurie plus ou moins intense, plus ou moins prolongée, sans autres symptômes, sans autres conséquences. Parfois à l'albuminurie se joignent quelques œdèmes, bouffissures de la face, œdèmes des membres inférieurs. Dans quelques circonstances, la néphrite grippale prend déjà une importance plus considérable, les urines sont rares, sanguinolentes, et le malade ébauche quelques symptômes urémiques, céphalée, dyspnée, vomissements, diarrhée, symptômes qui se confondent avec les troubles similaires dus à la grippe elle-même et dont la véritable cause, faute d'attention, peut passer inaperçue. Enfin la néphrite grippale, surtout la forme intense, peut passer à l'état subaigu et chronique, elle peut devenir l'origine d'une maladie de Bright, surtout si les reins, antérieurement à la grippe, avaient déjà été effleurés par d'autres maladies infectieuses.»

Aussi elle demande à être recherchée, car elle peut s'établir lentement, insidieusement et se trouver masquée par

---

[1] Charpentier ; De la grippe et de ses complications. Th. Paris, 1894.

[2] Bonnelière ; Grippe à déterminations multiples. Th. Paris, 1894.

[3] Gingeot ; Grippe maligne à déterminations morbides multiples. Journal des Praticiens, 1894, pag. 85.

[4] Hervouët : Société médicale de Nantes, 1894.

[5] Ruelle ; De l'albuminurie dans la grippe, Th. Paris, 1896.

[6] Schmit ; Contribution à l'étude des complications rénales de la grippe. Thèse Nancy, 1901.

[7] Dieulafoy ; Path. interne, tom. IV.

l'infection causale. De même les phénomènes du début, atti-
rant immédiatement l'attention, peuvent faire négliger ou
oublier la recherche de l'agent causal. Dans ce cas on peut
avoir un ensemble de symptômes que M. Teissier a décrits
sous le nom de *type urémique de la néphrite grippale*: anurie
plus ou moins absolue, troubles gastro-intestinaux, albuminurie intense, phénomènes délirants et coma suivi de
mort, mais dans la plupart des cas l'albuminurie apparaît
insidieusement.

Cliniquement, on a distingué diverses formes de néphrite
grippale. Fiessinger décrit une congestion rénale simple, un
mal de Bright aigu, une forme hémorragique. Ruelle admet
une glomérulite passagère avec albuminurie transitoire,
une néphrite hémorragique sans œdèmes, un mal de Bright
aigu avec albuminurie et anasarque. Frommer [1] a décrit une
pyélite aiguë avec manifestations diverses du côté de l'appareil génito-urinaire. En y ajoutant deux cas de pyélo-
néphrite et d'abcès périnéphrétiques observés comme suite
de grippe par Walker [2] (Soleure), ce seront à peu près
toutes les formes cliniques observées jusqu'ici.

Pathogéniquement, il ne semble pas qu'à l'heure actuelle,
on soit exactement fixé sur les agents coupables de la
néphrite grippale. Le rein est exposé aux influences nocives
de la grippe, comme il l'est plus qu'aucun autre organe
vis-à-vis des maladies infectieuses, et la grippe est considé-
rée comme telle. La constitution anatomique de cet organe,
grande vascularisation, pression sanguine augmentée, trajet
compliqué des tubes urinifères, enroulement du glomérule
de Malpighi, comme sa fonction physiologique, émonctoire
des déchets organiques, le prédisposent, en effet, à être adul-

[1] Frommer; Wiener médical Blätter, 1890, S. 319,
[2] Walker (Soleure); Corresp. für Schw. Aerzte, 1-8, 1890.

téré dans toute infection de l'organisme, et il l'est généralement.

Mais dans ce cas particulier de néphrite grippale, dire à quel agent, b. de Pfeiffer, b. associés, staphylocoques, streptocoques, ou toxines, revient le fait de créer la lésion rénale semble impossible actuellement.

Les recherches ont toutefois établi que, si le rein normal ne laisse pas passer de microbes, il n'en est pas de même lorsqu'il est touché. De nombreux auteurs ont constaté, dans ces conditions, le passage de microbes pathogènes dans les reins, leur irritation consécutive, la néphrite. Mais ces néphrites produites sont surtout des néphrites éclatant dans le cours ou au déclin d'une maladie infectieuse. On est encore moins fixé, à ce sujet, lorsqu'il s'agit de grippe, car nous ne connaissons aucune expérience faite dans ce sens à propos de l'influenza.

Une seconde manière de voir attribue aux poisons sécrétés par les microbes spécifiques, aux toxines, la production des néphrites. Le fait n'est également pas démontré encore pour la grippe.

Toutefois [1], Teissier, à ce sujet, a constaté chez la plupart des animaux sacrifiés auxquels il avait fait des injections de culture virulente de son diplo-bacille, une congestion œdémateuse des reins et l'altération des épithéliums, voire même l'existence du gros rein blanc. Dans la plupart des cas, il retrouvait dans les urines le diplo-bacille spécial considéré par lui comme l'agent probable de l'infection. Dans une expérience, où il injecta seulement les produits filtrés et stériles de son diplo-bacille, il a retrouvé nettement à l'autopsie les mêmes lésions rénales, le gros rein blanc avec altération colloïde des épithéliums.

[1] Teissier ; Semaine médicale, 1892, p. 129.

Cette expérience montre que le microbe pathogène lui-même n'est pas toujours nécessaire et que la néphrite peut être produite par traumatisme cellulaire résultant de l'élimination des toxines.

Plus récemment, P. Meunier[1] cite trois cas de localisations extra pulmonaires du b. de Pfeiffer ayant déterminé des lésions suppuratives de la plèvre, des méninges, du fémur. Le bacille de Pfeiffer a été nettement isolé dans ces trois cas, et les ensemencements ont donné des cultures très abondantes et pures.

Petit[2], parlant des associations du streptocoque et du b. de Pfeiffer, dit dans sa thèse : « On ignore par quel ordre d'influence et comment la symbiose du streptocoque avec certains microorganismes lui fait récupérer ses anciennes propriétés pathogènes ou même lui en fait acquérir de nouvelles. Cette exaltation streptococcique est d'une grande importance dans le cours ou au déclin de la grippe. Le streptocoque rencontré dans cette maladie produit des effets très marqués de virulence et presque toujours mortels. Injecté dans le sang, le poumon ou le péritoine du lapin, le streptocoque a toujours déterminé la mort. Le clinicien doit donc s'attendre à toutes sortes de complications et d'infections secondaires et notamment à l'érysipèle et aux suppurations articulaires, ce micro-organisme se servant de préférence de la voie lymphatique et ayant une grande tendance à gagner les articulations pour y proliférer et sécréter des matières toxiques ».

Le streptocoque suivant le plus souvent la voie des lymphatiques pour aller produire au loin des métastases ne doit pas être souvent mis en jeu lorsqu'il s'agit d'altérations

---

[1] Meunier ; Progrès médical, 12, I, 1900.

[2] Petit ; Thèse Paris, 1893-94. De l'infection par le streptocoque au cours et au déclin de la grippe.

rénales. C'est par voie sanguine que doit être apportée la cause des lésions glomérulaires ou épithéliales.

Le b. de la grippe vivant très bien en symbiose avec le staphylocoque qui augmente ses colonies et les rend plus visibles, les lésions rénales pourraient peut-être ressortir de l'action nocive de ces deux microbes ou de leurs toxines, d'autant plus que Neisser et Levaditi, dans leurs études sur l'action de la toxine staphylococcique sur le rein, ont trouvé qu'en injectant dans l'oreille du lapin cette toxine on observe des lésions rénales.

Les lésions rénales sembleraient donc être dues le plus souvent à la toxine grippale, associée ou non à des lésions d'infection secondaire.

OBSERVATIONS

Observation Première

(Service de M. le Professeur Carrieu)

L.. Louise, journalière, 57 ans entre le 8 février 1903 dans le service de M. le professeur Carrieu, salle Bichat, lit N° 7.

Pas d'antécédents. Cette femme dit n'avoir jamais été malade antérieurement. Père et mère inconnus, son mari est mort il y a trois jours, après des phénomènes permettant de croire qu'il a succombé à la grippe.

La malade est très prostrée et répond à peine aux questions qu'on lui pose. Elle dit être souffrante depuis quatre jours. Elle a éprouvé de la lassitude, de la céphalalgie, a vomi plusieurs fois. Ce qui l'a surtout frappée a été une douleur assez intense au coté droit, coïncidant avec une sensation de pesanteur dans la région lombaire.

Le 9 février, on trouve à l'examen de la malade : appareil respiratoire, en avant au poumon droit, respiration dure dans toute la hauteur ; au tiers inférieur frottements, submatité. En arrière, au poumon droit, sonorité normale au tiers supérieur, respiration rude au tiers moyen avec un certain nombre de râles sous-crépitants, quelques frottements, au tiers inférieur il y a de la matité très nette, les vibrations sont diminuées.

Rien à noter du côté de l'appareil digestif sinon de l'anorexie, langue un peu saburrale. Les vomissements ont cessé, ni diarrhée, ni constipation.

Le cœur est sain. Les artères ne présentent rien de particulier, la radiale n'est pas athéromateuse. Le pouls est petit.

Le système nerveux est normal. Toutefois la malade est dans un état de dépression et d'abattement qu'on peut attribuer à sa maladie et au chagrin causé par la perte de son mari, survenue il y a quatre jours. La nuit a été bonne, pas d'insomnie ni de délire. La température était à 37,6 la veille au soir et à 37 le matin.

L'attention a été attirée par les urines, qui contiennent beaucoup d'albumine et ont été assez rares. Pas d'œdème des membres inférieurs.

10 février. — Les phénomènes thoraciques ont un peu varié. On trouve au poumon droit, en avant, un foyer de râles sous-crépitants au tiers moyen. Ces râles ont leur maximum d'intensité vers l'aisselle. Au tiers inférieur, on constate de la matité, de nombreux râles sibilants ; la respiration est prolongée et un souffle y est nettement perceptible. Au poumon droit, en arrière, on ne trouve rien dans les deux tiers supérieurs, des sous-crépitants fins et de l'obscurité respiratoire au tiers inférieur.

Le poumon gauche ne présente comme la veille rien de particulier.

La température a été de 38° le 9 au soir, et de 36° 7 le 10 au matin.

La malade est toujours prostrée.

Les urines ont été envoyées au laboratoire, et les résultats de l'analyse sont les suivants : urines émises dans les 24 h. 1000, d. 1014, réaction acide, urée 22.6 par litre, phosphates 0.65 par litre, chlorures 3.50 par litre, pas de glycose, albumine 5 grammes par litre.

Le 11 février, la température tombe au-dessous de 37°, et cette hypothermie persistera jusqu'au 18 février. Les symptômes thoraciques sont les mêmes. Une légère expectoration est notée, elle existe depuis l'entrée de la malade à l'hôpital. Les crachats sont peu nombreux, muqueux, et n'ont jamais eu de teinte rouge.

Le 12 février, l'exploration des jambes fait découvrir un très léger œdème périmalléolaire qui disparaît le lendemain. Cet œdème est le seul qu'on ait perçu chez la malade, qui n'a jamais présenté d'autres infiltrations, l'œdème des paupières en particulier n'a pas été constaté.

On trouve dans toute l'étendue du poumon droit, en avant, de la matité, de nombreux sous-crépitants et des frottements. En arrière, au poumon droit, il y a de la matité au tiers inférieur, des râles sous-crépitants. A ce niveau la respiration est rude, profonde, bronchitique.

On trouve, au sommet gauche en arrière, de la respiration soufflante et de l'expiration soufflante.

Le 13 février. — Etat sensiblement le même.

Le 14 février. — La malade a vomi deux fois.

L'hypothermie est assez forte, 36,3 au matin.

Cryesthésie générale.

Le 15 février, la malade se sent mieux. Elle respire aisément, la douleur au côté droit dont elle se plaignait de moins en moins depuis son entrée à l'hôpital a complètement disparu.

Le 16 février, l'analyse des urines donne: quantité 1700 gr. d. 1012, réaction acide, urée 14,8 par litre, phosphates 0,58 par litre, chlorures 2,80 par litre, albumine 0,40 seulement par litre.

Du 16 au 20 février, l'amélioration de la malade s'accentue, le foyer de congestion à droite est en voie de résolution.

Les râles sous-crépitants diminuent, les frottements ont disparu, la matité fait place à une sonorité normale.

Le 20 février, l'analyse des urines donne : quantité 1100 grammes, d. 1008, réaction acide, urée 14,85 en 24 heures, phosphates 0,605 en 24 heures, chlorures 1,21 seulement en 24 heures, hypochlorurie qui s'explique, car la malade était au régime lacté, albumine 0,10 par litre. La malade est mise à partir de ce jour-là à l'alimentation ordinaire, les forces reviennent progressivement et elle quitte, complètement guérie, l'hôpital le 14 mars.

Il ne reste rien au poumon ni au rein. Les urines, analysées à deux reprises le 1er et le 10 mars, ne contenaient plus d'albumine.

OBSERVATION II
(Thèse BONNELIÈRE, Paris, 1894).

La femme Castelle L..., 60 ans, entre le 19 janvier 1894, à l'hôpital Laënnec, avec les symptômes suivants :

D'une assez bonne santé jusqu'alors, elle tousse un peu depuis la veille et se sent oppressée. Elle accuse un abattement extrême, des vertiges quand elle veut marcher ou même s'asseoir dans son lit, et cet abattement s'accentuera bientôt jusqu'à la prostration. Il y a, au creux épigastrique, une douleur assez vive qui retentit dans le dos et les reins.

La température est à 39°5, dyspnée notable.

Auscultation : diminution du murmure respiratoire en arrière de la poitrine des deux côtés et sonorité exagérée de l'emphysème. Au sommet droit, respiration un peu rude et de temps à autre quelques râles fins par bouffées ; léger souffle au premier temps et à la pointe du cœur ; expectoration muqueuse peu abondante.

Inappétence, langue sèche, pouls à 100.

Dès le lendemain, une série de symptômes nouveaux se déclarent. La malade a un peu de diarrhée, les urines, qui la veille n'offraient que des traces d'albumine, en contiennent une quantité très appréciable, qui, dans la suite, monte à 1 gr. 50. Elles deviendront de plus en plus foncées, rougeâtres et l'examen microscopique y décèle des globules rouges et des cylindres.

La nuit suivante est mauvaise, insomnie, délire léger.

Le 21 janvier, la diarrhée augmente, il y a 3 à 6 selles par jour, le ventre se ballonne légèrement, il est douloureux à la pression, la prostration s'accentue, et, n'était l'absence de taches rosées lenticulaires, la rate étant notablement augmentée de volume à la percussion, on serait tenté de croire à une fièvre typhoïde.

Du 22 au 26 janvier, cet état persiste avec quelques variantes, les nuits restent mauvaises, la congestion pulmonaire du sommet droit s'étend, la toux est plus fréquente, mais il n'y a pas d'expectoration. Le pouls est mou, dépressible, fréquent ; des frottements péricardiques apparaissent, plus accentués à la base.

Du 26 au 30, la mort se prépare, la malade a de l'incontinence des urines et des matières, l'alimentation lactée devient presque impossible, des injections répétées d'éther et de caféine deviennent impuissantes, elle succombe le 30 janvier, à 6 heures du soir.

L'autopsie démontre l'absence de lésions intestinales, des reins volumineux, violacés, gorgés de sang, des poumons emphysémateux, congestionnés et splénisés au sommet droit. L'examen des autres organes reste négatif, sauf celui du cœur qui montre un peu de liquide dans le péricarde. Les artères, surtout l'aorte thoracique, sont athéromateuses.

3

OBSERVATION III

(Thèse RUELLE, Paris 1896, Obs. I)

La nommée X..., âgée de 37 ans, entre le 12 octobre 1893 à l'hôpital Cochin, salle Saint-Louis, n° 7.

Rien à signaler du côté de ses antécédents héréditaires et personnels.

Réglée à 15 ans, elle n'a jamais eu de retard, ni de fausse couche, ni de grossesse.

Le 9 octobre, au réveil, la malade est prise de frissons extrêmement intenses, elle a claqué des dents pendant une bonne demi-heure. Elle essaie d'aller à son travail, elle était blanchisseuse, mais ses jambes ne peuvent la porter, et elle est obligée de s'aliter. Le jour même et les suivants, elle est prise d'une céphalée intense, tenace, avec nausées et vomissements bilieux. L'inappétence est complète, des douleurs généralisées surtout cervicales, lombaires, des lancées dans les jambes, l'empêchent de dormir, tous ces troubles la font se faire admettre à l'hôpital.

Le 12 octobre, jour de son entrée, elle se plaint de céphalée persistante, céphalée en casque lui serrant la tête comme dans un étau.

Les troubles gastriques, caractérisés par des vomissements bilieux et une constipation opiniâtre, persistent, la langue est large, étalée, la bouche est mauvaise et l'inappétence est complète. Son faciès est plutôt bon, rien à signaler du côté des yeux ni des fosses nasales.

Sa gorge est rouge et la malade souffre un peu en avalant. Du côté du thorax, on trouve des râles sibilants un peu disséminés dans les deux poumons, rien du côté du péricarde ni du cœur.

Le foie est normal, la rate légèrement grosse.

Les urines recueillies le même matin sont très rouges, sédimenteuses, d'une densité de 1015, donnant avec l'acide nitrique à froid un léger louche d'albumine. La température est portée à 38°5, le pouls à 92.

En présence de ces différents symptômes et vu l'épidémie régnante, le diagnostic de grippe est posé et la malade traitée par la quinine, l'antipyrine, le régime lacté absolu et le repos au lit.

Le 15 octobre, ascension brusque de la température à 39°8, pouls 92. La céphalée, extrêmement intense, persiste et tous les moyens employés n'ont pu réussir à la calmer. Les paupières sont bouffies et on constate aux membres inférieurs un léger degré d'œdème périmalléolaire. Dyspnée intense, simulant presque le Cheyne-Stockes, que l'examen de la poitrine ne suffit pas à expliquer. Les troubles gastro-intestinaux décrits ci-dessus persistent, les vomissements, très fréquents et peu abondants à la fois, fatiguent beaucoup la malade. Une diarrhée très abondante fait suite à la constipation.

La malade est très agitée, cause beaucoup en dormant, veut se lever à chaque instant. Les urines, très chargées sont rares, 550 grammes en 24 heures, une grande quantité d'albumine y est décelée par l'acide acétique à chaud. En présence de ces accidents urémiques, on prescrit des ventouses à la région lombaire et des pilules contenant de la scille, scammonée et digitale.

Le 16 octobre, état très mauvais. Le dosage de l'albumine donne 4 grammes pour les 24 heures, des cylindres épithéliaux abondants par l'acide osmique. L'œdème fait des progrès énormes, les membres inférieurs sont complètement infiltrés. Céphalée, dyspnée, troubles gastro-intestinaux persistent.

Le 17 octobre, au délire fait suite un coma presque absolu, la malade est assoupie et répond à peine aux questions qu'on lui pose. L'albumine persiste et l'anurie est presque complète. Une saignée de 350 grammes est pratiquée en même temps qu'on continue la révulsion, les diurétiques et les inhalations d'oxygène.

Les trois jours suivants, l'état de la malade est presque pareil, l'œdème est presque généralisé, il n'y a pas d'hydrothorax.

Le 22 octobre, la malade n'est plus oppressée, les vomissements deviennent plus rares. Elle répond clairement à tout ce qu'on lui demande. Les urines remontent à 1350 gr., l'albumine diminue à peine, 1 gramme en 24 heures.

Le 24 octobre, la malade est complètement guérie et il ne persiste absolument rien de ce qui précède.

OBSERVATION IV
(Thèse de BONNELIÈRE. Paris 1894.)

M. le B..., 60 ans, a joui d'une excellente santé jusqu'au 25 décembre 1890. A ce moment, régnait dans sa maison une violente épidémie de grippe.

Le B. est pris dans la journée, presque subitement, de douleurs dans les membres qui acquièrent rapidement une intensité extrême ; elles s'accompagnent de rachialgie et de douleurs en ceinture qui arrachent des cris au malade.

Il y a quelques frissons, un vomissement, de l'anorexie ; la langue reste humide, la température monte à 39° ; ces douleurs s'atténuent le lendemain, mais reparaissent bientôt plus vives, s'accompagnant d'une hyperesthésie tégumentaire très nette, de contracture légère des muscles du cou, de soubresauts des tendons, d'un délire qui dure toute la nuit, pendant lequel le malade pousse des cris perçants.

Il tousse et expectore quelques crachats muqueux. L'auscultation de la poitrine permet d'entendre de nombreux râles ronflants et sibilants, irrégulièrement disséminés.

Les bruits du cœur sont moins bien frappés, dès le début l'énergie du muscle cardiaque paraît atteinte. D'ailleurs le pouls devient très irrégulier, très inégal, plutôt ralenti. L'auscultation du cœur dénote une endocardite (léger souffle systolique mitral), et quelques frottements péricardiques.

La température, après une chute à 37° 6 le matin du second jour, remonte à 40° et oscille jusqu'à la mort entre 39° et 40°.

Les urines donnent, par l'acide nitrique et la chaleur, un abondant précipité d'albumine. Elles sont rares, très foncées, pas d'hématuries.

Il y a eu un peu de diarrhée, le ventre est plat et douloureux à la pression, le malade refuse toute nourriture.

Les accidents se précipitent, il y a incontinence d'urines et de matières, les douleurs disparaissent presque complètement, la mort survient dans le coma le 4e jour.

A *l'autopsie*, on trouve le système encéphalo-médullaire vierge de toute lésion, un peu de congestion pulmonaire aux bases, les bronches pleines de mucus avec quelques points d'emphysème. Un léger épaississement rosé de la valvule mitrale, les reins légèrement congestionnés, les autres organes indemnes.

OBSERVATION V

(LE GENDRE. — *Société médicale des Hôpitaux* 27 mai 1892)

Infection grippale à déterminations multiples, néphrite primitive, péricardite, congestion pulmonaire et pleurésie, phlébite du membre inférieur gauche, infection secondaire amygdalienne.

P. est un breton de 17 ans, vigoureux, sans aucun antécédent morbide, qui habitait Paris depuis cinq mois comme infirmier à l'hôpital de la Charité.

Au commencement de février, alors que l'épidémie de grippe battait son plein et que le tiers des malades était grippé, il est pris soudain de lassitude, fièvre, céphalalgie frontale. Il se met à tousser. Il remarque que ses urines sont foncées. Le 14 février, un point de côté très douloureux dans le flanc et la région lombaire droite l'oblige à s'aliter.

Je le trouvai dans un état d'abattement presque typhique avec une température de 39°. Il existait une congestion pulmonaire bilatérale des bases, avec cette diminution générale du murmure respiratoire qui a été signalée comme un des caractères du poumon grippal. Le cœur est tumultueux, et il est facile de percevoir les caractères d'un frottement péricardique. Il y a de l'œdème malléolaire et lombaire, un peu de bouffissure du visage, de l'obscurcissement dans la vue. Les urines, troubles et foncées, contiennent un gramme d'albumine par litre.

Deux jours plus tard, elles sont franchement sanglantes et l'état d'hématurie a été permanent jusqu'au 5 mars. Il y avait de nombreux globules rouges, des cylindres.

Les urines ont heureusement toujours été abondantes; elles sont devenues peu à peu moins sanguinolentes, puis moins albumineuses. Polyurie, de 2000 à 2500 grammes,

coïncide le 10 mars avec la disparition complète de l'albumine. La néphrite a donc eu une marche franchement
aiguë et une durée de 25 jours.

Mais, pendant que la néphrite guérissait, le cœur était le
siège des plus graves complications. Nous avons assisté à
l'évolution la plus nette d'une péricardite sèche, d'une
endocardite avec myocardite (rythme fœtal et tachycardie),
puis d'un épanchement assez abondant dans le péricarde
pour faire disparaître les bruits du cœur et nous faire envisager un moment l'éventualité d'une ponction. Mais peu à
peu, grâce à la vigueur du malade, dont la fibre cardiaque
était saine au moment du début de sa maladie, grâce aussi
peut-être à une thérapeutique énergique, l'épanchement
péricardique s'est résorbé, les frottements ont reparu sur
toute la surface du cœur. Aujourd'hui, le malade conserve
vraisemblablement une symphyse péricardique assez étendue.

Pendant ce temps la bronchite et la congestion pulmonaire
s'étaient compliquées d'une pleurésie droite, d'abord sèche
puis avec épanchement médiocre mais longtemps stationnaire.

Cependant, le 21 mars, le malade paraissait en voie de
convalescence, lorsque la température, qui s'était abaissée à
38°, remonta brusquement à 39°. Une douleur vive était res-
sentie d'abord dans l'aine gauche, puis descendait le long
de la cuisse jusque dans le mollet. Peu après existait un
gonflement général avec dureté élastique de tout le membre
inférieur gauche. Il était évident qu'une phlébite s'était ins-
tallée, elle coïncida non seulement avec une recrudescence
de fièvre, mais avec un ensemble de troubles généraux :
reprise de la céphalée frontale, vomissements, épistaxis,
petitesse et irrégularité du pouls, urines plus rares et troubles, quoique non albumineuses,

Une goutte de sang prise au doigt et mise en culture demeura stérile.

Le 2 avril, il y a une nouvelle poussée fébrile et quelques crachats hémoptoïques qui me firent penser à un petit infarctus pulmonaire.

Le 10 avril, se montra une violente mais passagère diarrhée avec coliques.

Le 12 avril, toute douleur avait disparu de la jambe gauche, qui n'était plus qu'à peine œdématiée.

Le 13 avril, un dernier incident se montrait sous la forme d'une angine amygdalienne d'aspect pultacé, qui a duré jusqu'au 16, mais que je crois n'être liée à la maladie primitive que comme une infection secondaire.

Depuis lors, le malade a continué à se remettre mais avec une grande lenteur, il subissait cette asthénie post-grippale si caractéristique.

Quand j'ai quitté le service de la Charité, le 15 mai, il était encore pâle et se levait à peine, ses urines étaient claires et abondantes, la respiration était encore obscure à la base droite, les bruits du cœur réguliers mais sourds et plus rapides que ceux d'un sujet normal, la jambe gauche était encore légèrement œdématiée et douloureuse après une courte station.

La thérapeutique a été vigoureusement conduite.

Pendant la période rénale, ventouses sèches et scarifiées réitérées sur la région lombaire, régime lacté vigoureux, purgatifs drastiques et diurétiques. À la péricardite nous avons opposé une révulsion précordiale des plus actives, par les ventouses, les pointes de feu et même, après que les urines furent redevenues normales, des vésicatoires appliqués, bien entendu avec une surveillance minutieuse quant à la dimension, à la durée de l'application et aux pansements antiseptiques consécutifs. En outre, injections hypodermi-

ques de caféine, digitaline, strophantus. La phlébite a été
traitée par l'immobilisation absolue du membre dans une
gouttière ouatée. L'asthénie de la convalescence a été com-
battue par les préparations strychniques et le café.

Observation VI

(Legendre Semaine médicale, Séance du 11 août 1891)

Un enfant de sept ans était entré à l'hôpital Trousseau le
5 avril dernier, atteint d'une broncho-pneumonie grippale
occupant surtout le poumon gauche, la dyspnée était extrême
et l'état général des plus mauvais. Il y avait une albuminurie
considérable, et l'albumine avait ce caractère de rétractilité
que M. Bouchard nous a fait connaître comme propre aux
néphrites. La situation s'aggrava bientôt par la diminution
progressive de la quantité de l'urine, qui se trouva mélangée
de sang. La température, qui avait oscillé entre 39° 4 et 40°8,
tomba brusquement à 39° et 38°6, sans qu'il y eût amélioration de l'état général ou local.

A ce moment, on commença les enveloppements froids
réitérés en même temps que les lavements froids multipliés.
Quelques heures après, les urines devenaient plus abondantes, et l'enfant sortait visiblement de sa torpeur semi-
comateuse, en même temps que la température remontait
brusquement à 40°6, pour retomber le lendemain à 37°.

A partir de ce jour, l'état général cessa d'être inquiétant,
les signes stéthoscopiques ne disparurent cependant que
graduellement et la néphrite persista pendant un certain temps
encore, mais les urines se maintinrent abondantes et la guérison survint peu après.

Observation VII

(Thèse Didier, Paris 92-93, Obs. II.)

Grippe abortive. Congestion rénale

C. Ernest entre le 16 janvier 1891. Depuis une dizaine de jours il se sent mal à l'aise, il est alité depuis le 12. Il se plaint d'une céphalée frontale très intense, de douleurs de reins très violentes. Toux accompagnée d'oppression. Deux fois il a vomi, il aurait eu une fièvre intense tous les soirs. A l'entrée, le thermomètre marque 40°4.

L'examen de la poitrine fait percevoir des râles de bronchite disséminés dans les deux poumons, mais surtout à droite. Les urines contiennent de l'albumine en abondance.

Le 17, au matin T 39°, le soir 40°4.

Le 18, au matin T 38°, le soir 39°.

Le 19, apyrexie complète, la toux a diminué considérablement et les râles sont fort peu nombreux dans les bronches. L'albumine a disparu des urines et aucun réactif n'arrive à la déceler.

Nous avons eu affaire à une simple congestion rénale.

Le 21, la guérison est définitive.

Observation VIII

(*Archives de médecine expérimentale*, 1892, tome IV, page 420,)
Mémoire de Teissier, Roux et Pittion ; Observation V

Grippe ayant débuté par une angine pultacée en octobre 1891. Rechute. Broncho-pneumonie en novembre.

Marie D... entre à l'Hôtel-Dieu le 23 octobre 1891 dans un état de grand abattement avec une grande céphalée, de la rachialgie, des douleurs oculaires très marquées. Elle est alitée d'ailleurs depuis deux jours et accuse un certain état de souffrance générale remontant à une semaine. Frissons, maux de reins et de tête, rachialgie, faiblesse des jambes, etc. Enfin épistaxis et sueurs abondantes.

Au premier examen, on constate que, outre les principaux signes énumérés ci-dessus, M. D. présente une rougeur exagérée des amygdales avec une série de saillies folliculaires à sommet blanchâtre, une augmentation assez sensible du volume de la rate et de l'albumine en proportion très notable dans les urines.

Mais, dès le 28 octobre, c'est-à-dire cinq jours après l'entrée, se produit une grande détente. La température tombe à 38° et la malade semble entrer en pleine convalescence. Toutefois, le lendemain soir le thermomètre est remonté à 40°, il y a des frissons, des sueurs abondantes, un grand état d'abattement. C'est le début d'une série d'accès revenant quotidiennement, jusqu'au jour où, après une ascension plus persistante de la température, M. D. accusant un point de côté très pénible à la base du poumon droit, on constate, à ce niveau, de la submatité avec râles fins, qui, rapprochés d'une expectoration légèrement sanguinolente et d'un état très accusé de dyspnée, ne laissent aucun doute sur l'existence d'une broncho-pneumonie très étendue (10 novembre).

Le 13, chute brusque de la température annonçant un début de défervescence. Celle-ci s'accuse le lendemain.

OBSERVATION IX

(TEISSIER, ROUX, PITTION, *Archives médecine expérimentale*, 1892, tome IV, p. 429 ; observation VI)

Grippe grave en 1890, nouvelle affection en 1892, par contagion après une opération chirurgicale, broncho-pneumonie double, néphrite infectieuse, mort au quatorzième jour.

Marie V..., 19 ans, entre le 24 février 1891. A toujours été très sujette aux bronchites et a eu une grippe grave en 1890. Elle a, depuis trois ans, des polypes muqueux aux fosses nasales qui l'incommodent beaucoup et dont elle vient demander l'extraction à l'Hôtel-Dieu, le 6 février 1892.

L'opération a lieu avec succès, mais la salle dans laquelle elle est admise contient encore bon nombre de malades affectés de grippe, et Marie V... subit à son tour la contagion. Le 18 février, elle ressent des points de côté erratiques dans la poitrine, elle éprouve un grand état de faiblesse, et le soir elle s'alite pour ne plus se relever.

A notre premier examen, Marie V... ne paraît pas très prostrée et répond bien aux questions qu'on lui adresse ; ce dont elle se plaint le plus, c'est d'un point de côté prononcé à droite et d'un grand sentiment de dyspnée. Langue saburrale, un peu rouge sur les bords, absence complète d'appétit, constipation dès le début.

L'exploration du thorax révèle, du côté droit, une matité très prononcée, depuis l'épine de l'omoplate jusqu'à la base, avec augmentation des vibrations, souffle intense, râles nombreux de moyen calibre aux deux temps, avec bouffées de râles plus fins intermittentes. L'expectoration est abondante et constituée par des crachats teintés en rouge, visqueux et adhérents, au milieu de crachats purulents. T. à 40°.

A la base gauche, râles sous-crépitants nombreux, entre-
coupés de sibilances. Cœur sain, bruits bien frappés. Pouls
à 120, pas d'albumine. Rate donnant une zone de matité à
la percussion, large de quatre travers de doigt.

Le 24, l'albumine fait son apparition en quantité notable
dans les urines. A partir de ce moment, l'état de la malade
va s'aggravant chaque jour. Malgré un traitement énergique,
quinquina, inhalations d'oxygène, piqûres de caféine et malgré aussi l'amélioration de l'état local, qui se traduit sur le
tracé thermométrique par une tendance très marquée à la
défervescence complète, l'asphyxie devient plus pénible, la
cyanose s'accuse, du muguet apparaît sur la luette et le
voile du palais, et Marie V... succombe dans une adynamie
progressive, ayant gardé toute sa connaissance.

OBSERVATION X

(Thèse MÉNÉTRIER ; observation VI)

Victor L..., 26 ans, entré le 6 février, salle Barth, n° 5.
Cet homme n'a eu aucune maladie antérieure. Il est vigoureux, bien constitué, de tempérament très sanguin.

Il a commencé à éprouver quelques malaises, il y a dix
jours : inappétence, fatigue, courbature, coryza avec un peu
de gêne dans la déglutition : toux sèche et pénible, pas de
point de côté. Un médecin, appelé, a fait le diagnostic de
grippe et a prescrit un purgatif salin. Cependant, au bout
de cinq à six jours, c'est-à-dire cinq jours avant son entrée
à l'hôpital, le malade ne se sent plus souffrant, il a des nausées puis vomit abondamment, et ces vomissements se répè-
tent le lendemain et le surlendemain, en même temps la
fièvre devient plus vive, un point de côté à droite survient
et le malade est forcé de garder le lit.

Il entré à l'hôpital le 6 février. Les phénomènes grippaux du début ont en partie disparu.

Cependant il existe encore un peu de coryza, de rougeur de la gorge. Légère teinte subictérique des conjonctives. Inappétence absolue, langue très saburrale, soif vive, les vomissements ont cessé.

Le ventre est un peu ballonné, la rate est grosse, le foie douloureux et augmenté de volume.

La toux est très fréquente, l'expectoration assez abondante, les crachats sont très visqueux, très fortement teintés de sang, presque hémoptoïques. La douleur de côté a déjà notablement diminué. L'examen de la poitrine révèle une pneumonie occupant le sommet droit, souffle et râles crépitants dans les fosses sus et sous-épineuses et dans l'aisselle, matité dans les mêmes points. Partout ailleurs, signes de bronchite généralisée, râles ronflants et sibilants, rudesse de la respiration. Les urines renferment une notable quantité d'albumine.

Le lendemain, le malade est fort abattu, mais peu dyspnéique, les signes physiques persistent au même degré : l'ictère est un peu plus prononcé aux conjonctives ; les urines sont toujours albumineuses.

Du 9 au 11, la défervescence s'effectue par une descente graduelle de la température, plus basse d'un jour à l'autre et du matin au soir. Elle s'accompagne de sueurs abondantes. Le souffle est peu à peu remplacé par des râles de retour. Les signes de bronchite persistent. L'albumine diminue dans l'urine, l'ictère s'efface. Au début de la convalescence, le malade est très faible, et le 12 il a deux ou trois défaillances dans la journée.

Enfin l'état général se remonte, l'albumine disparaît et les signes physiques ne sont plus perçus, le 1er mars, quand le malade quitte l'hôpital.

OBSERVATION XI

(DUPONCHEL.— *Société médicale des hôpitaux*, 24 janvier 1890)

Sixième fait. Malade entre avec diagnostic grippe. Pendant une dizaine de jours, le malade présente de la fièvre, de la prostration, sans autre localisation qu'une bronchite légère. Dès l'entrée du malade on a noté l'existence d'un souffle à la pointe du cœur, souffle qui se rattache à une endocardite antérieure.

L'état général s'aggrave rapidement, frissons violents, points de côté à gauche et signes de pleurésie de ce côté. Le malade présente, dans les derniers jours, l'aspect des pyohémiques, la peau et les sclérotiques ont une teinte subictérique.

Mort le 23 janvier.

Autopsie. — Pleurésie purulente à gauche; le liquide pleurétique est extrêmement riche en streptocoques, le poumon gauche est splénisé en grande partie, pas d'hépatisation franche. La plèvre droite présente des traces d'inflammation, le poumon droit est sain.

Péricarde. — Taches laiteuses, petite quantité de sérosité.

Cœur. — Épaississement fibreux très marqué de la valvule mitrale, pas de traces d'endocardite récente. Il existe de la péritonite purulente généralisée et on ne découvre aucune trace de cette péritonite, pas de lésions de l'intestin.

La rate est énorme, 525 grammes, elle est diffluente avec de nombreux foyers hémorrhagiques, elle se déchire entre les doigts, et la boue splénique s'échappe par toutes les déchirures de la capsule. La rate n'a pas la teinte ardoisée qu'elle présente dans le paludisme.

Le foie est pâle, jaunâtre, il a subi évidemment une dégénérescence profonde.

Les reins sont pâles, leur surface mamelonnée indique de la néphrite interstitielle. Le rein droit présente des lésions caractéristiques de deux infarctus anciens.

L'examen de la pulpe splénique et du sang révèle l'existence de streptocoques en grand nombre.

La grippe dans ce cas a pris les allures d'une maladie infectieuse des plus graves tout à fait comparables à celles de la septicémie.

Observation XII

(Thèse Schmit ; Observation I)

Grippe Albuminurie

D., âgée de seize ans, entre à l'hôpital le 29 novembre 1893.

Les parents de la malade se portent bien. Elle-même a eu, à l'âge de huit ans, une fluxion de poitrine.

Elle est réglée depuis l'âge de quatorze ans régulièrement, la dernière fois il y a 15 jours.

Entre à l'hôpital, étant incapable de travailler parce qu'elle se sent fatiguée. Sa maladie a commencé il y a huit jours par des frissons et des points de côté multiples. La malade étant très affaiblie dut s'aliter. Outre les points de côté, elle présentait au début un coryza intense, des larmoiements et des crachats muqueux abondants. Elle n'a encore subi aucun traitement jusqu'ici.

A son entrée, la malade présente une température normale, 37°. Le pouls est rapide, régulier, fort, la face est bouffie, il y a du catarrhe oculaire nasal et bronchique, pas d'éruption.

Appareil respiratoire, runchus, sibilances disséminés en avant, respiration rude en arrière, sonorité égale des deux côtés.

Appareil circulatoire, cœur normal.

Appareil digestif. L'appétit est diminué, langue blanche, les selles sont normales, foie et rate normaux.

Appareil urinaire. Albumine.

Système nerveux. Dort peu par suite de sa toux.

Voilà l'histoire de la malade à sa rentrée. Les urines, envoyées au laboratoire, présentent une diminution des chlorures, 2 gr. 38 en 24 heures, et une légère quantité d'albumine, 0,18 par litre. De plus, les urines sont rares, 800 gr. d. 1014, à réaction acide. L'examen microscopique y décèle de nombreux leucocytes accompagnés de cristaux d'acide urique et d'urates acides, quelques cellules épithéliales sans tube urinaire.

Traitement. Régime lacté, liqueur ammoniacale anisée. Ventouses sèches.

L'albumine disparaît après quatre ou cinq jours de repos, mais, chose curieuse, pour reparaître dix jours après, le 17 décembre, mais en quantité minime.

La malade reste encore une huitaine de jours à l'hôpital, puis disparaît sans donner de ses nouvelles.

OBSERVATION XIII

(Observation — VIGNENOT, Thèse Paris 1890 — Obs. XII)

Grippe avec néphrite chronique consécutive

H. Antoine, bijoutier, 31 ans, entré le 7 août 1890, salle Littré, hôpital Saint-Antoine.

Ce malade dit avoir eu une fièvre typhoïde dans sa jeunesse, il resta toujours bien portant à la suite de cette

4

affection et ne présenta jamais aucun symptôme pouvant faire soupçonner une altération rénale. Pas d'alcoolisme.

Au mois de février 1890, il fut atteint de grippe. Après s'être soigné chez lui pendant une huitaine de jours, il reprit son travail, mais, dit-il, sa santé ne se rétablit jamais complètement à partir de cette époque, et il vit apparaître en dehors de toute affection vésicale ou uréthrale des troubles de la sécrétion urinaire ; les urines devinrent foncées, de la couleur de bouillon, leur quantité augmenta notablement. Au mois de mai, les urines devinrent encore plus foncées, un peu rougeâtres, leur quantité diminua. Il n'y eut pas à cette époque d'œdème suffisant pour attirer l'attention du malade.

Quelques jours avant son entrée à l'hôpital, sa faiblesse augmenta, puis il fut pris de vomissements en même temps qu'il vit apparaître un œdème considérable des membres inférieurs. Le malade ne peut lui-même rattacher ces symptômes à aucune cause appréciable, il n'eut pas le moindre refroidissement.

Le 7 août, il se décida à entrer à l'hôpital.

A ce moment, on constate un œdème très considérable, mou et blanc des membres inférieurs, remontant jusqu'à la racine des cuisses. La face est très pâle, légère bouffissure des paupières. La région lombaire est douloureuse à la pression.

On constate, au niveau du cœur, un bruit de galop très net. Les urines sont foncées avec albumine très considérable. Le malade urine moins d'un litre par 24 heures.

Le 9, on constate une infiltration considérable des bourses, T 36°.

Pendant tout le mois d'août, l'état du malade reste à peu près stationnaire, albuminurie considérable, traitement sans résultat.

Le 2 septembre, le malade a pour la première fois une attaque d'urémie convulsive.

L'œdème a gagné l'abdomen et les membres supérieurs.

Le 4 septembre, dyspnée considérable, râles nombreux dans la poitrine, albuminurie toujours très abondante.

Le 12 septembre, le malade vomit plusieurs fois dans la journée.

Le 21 septembre, nouvelle attaque d'urémie convulsive.

Le 22, mort à la suite d'une troisième attaque d'urémie.

Autopsie. — Deux gros reins blancs.

Observation XIV

(Thèse Ruelle, Paris 1895-96, Obs. XXIX)

Grippe légère, néphrite subaiguë

Le nommé B..., âgé de 38 ans, charretier, très robuste, entre le 2 avril 1894, salle Bazin, hôpital Cochin.

La veille, il avait été pris de quelques troubles qui dans leur ensemble rappellent la grippe.

Le jour de son entrée, il se plaint de courbature générale, céphalée temporale, douleurs lombaires et généralisées très intenses, légère angine.

Léger embarras gastrique avec inappétence relative, langue saburrale, le malade est plutôt constipé.

A l'examen des poumons, des râles sous-crépitants aux deux bases.

Rien au cœur, pouls régulier, fort, température 38°.

Les urines, légèrement foncées, ne présentent rien d'anormal.

Comme antécédents, nous avons relevé une fièvre typhoïde que le malade a contractée au régiment.

· Cette grippe a suivi son cours normal. Le régime lacté,

un peu de quinine et des ventouses sèches en arrière de la poitrine comme traitement.

Le 9 avril, il demande son excat et sort de l'hôpital.

Le 12 avril (trois jours après la sortie), il nous revient à la consultation avec de l'œdème des membres inférieurs jusqu'à la racine des cuisses, de l'œdème du scrotum, du prépuce.

Le lendemain de son entrée, l'anasarque est généralisée. L'attention attirée sur les urines nous fait constater une diminution considérable de celles-ci, 450 grammes dans les 24 heures du 11 avril, urines très colorées, densité 1015, renferment 7 grammes d'albumine par litre (procédé Esbach); l'examen microscopique décèle une grande quantité de cylindres épithéliaux.

Nous l'interrogeons et il nous dit ne pas être sorti de chez lui pendant cet intervalle de temps, il n'a fait aucun excès.

Rien d'anormal au cœur, les poumons légèrement congestionnés aux bases.

Comme traitement, régime lacté absolu et lactate de strontium.

L'œdème a disparu peu à peu, l'albumine diminue également, et le 2 mai, le malade quitte l'hôpital n'ayant plus que 0,50 d'albumine par litre. Nous l'avons vu depuis à plusieurs reprises, il a gardé son albumine.

Observation XV

(Thèse Tuvache, Paris, décembre 1891, Obs. I.)

Néphrite aiguë

L. Frédéric, 71 ans, journalier, entre le 29 janvier 1890, salle Vernois à Necker, service de M. le professeur Dieulafoy, lit 16.

Ce vieillard déclare entrer à l'hôpital pour son oppression, qui existerait depuis Noël environ, c'est-à-dire à peu près depuis cinq semaines. Elle aurait débuté assez brusquement, en pleine épidémie de grippe, alors que cet homme en était atteint ainsi que tous ceux qui vivaient avec lui. Il raconte qu'il était ces temps derniers employé dans un collège à cirer les chaussures et, comme tel, forcé de monter plusieurs fois par jour de nombreux escaliers. Il n'était, malgré son âge, nullement fatigué de ce travail et montait ces escaliers sans s'arrêter. Depuis son influenza au contraire, il est essoufflé et souvent il doit s'arrêter pour reprendre haleine.

Quelques jours après le début de son oppression, le malade remarqua que ses urines étaient notablement moins abondantes. A la même époque, il y avait œdème de la face et des membres thoraciques, œdème des malléoles quand le malade restait quelque temps debout, puis bientôt œdème étendu à la totalité des membres inférieurs et au scrotum.

Antécédents nuls.

Evolution de la maladie. — Les choses persistent ainsi jusqu'à l'arrivée du malade à l'hôpital. L'oppression est continue, sans exacerbations et ne force pas le malade à garder la position assise. La toux date du même moment que l'oppression et s'accompagne d'une expectoration muco-purulente, non striée de sang.

A l'auscultation, rendue difficile par l'anhélation du malade, on entend, surtout à droite, des râles sonores et sibilants. Aux bases, un peu de congestion.

Cœur indemne.

Céphalée continuelle, pas de troubles de la vue ni de douleur des reins, pas de pollakiurie ni de doigt mort, miction non pénible.

Le malade est mis au régime lacté et boit tous les soirs un litre de tisane contenant 25 grammes de lactose.

L'état resta d'abord stationnaire, puis l'oppression s'accrut, au point que le 8 février on fit une saignée de 200 grammes au bras droit. L'oppression fut diminuée, le malade s'endormit aussitôt. Mais le lendemain la respiration était presque aussi pénible que la veille. Régime lacté.

Le 11 février, 4 lavements à 15 grammes de lactose chaque, il en garde trois, râles sous-crépitants aux deux bases, un peu de souffle à gauche, on craint une pneumonie, 250 grammes d'urine.

Le 13, il garde trois lavements. Vers midi, le malade fut oppressé d'une façon inquiétante, les inhalations d'oxygène le soulagent. Dans la journée l'oppression diminua mais reprit le soir, 250 grammes d'urine.

Le 14, 600 grammes d'urine.

Le 15, 1,050 grammes. On fait appliquer trois ventouses de chaque côté sur la région des reins, les douleurs y étant continuelles et assez vives. Les accès d'oppression ont diminué d'intensité à partir de ce jour. Lavements de lactose. L'albumine ayant été dosée, on trouve 3 gr. 60. Ce chiffre ne subit que des variations insignifiantes malgré le traitement qui, en plus de lavements, comportait chaque jour une dose de 50 grammes de lactose dans de la tisane. Pas de cylindres.

L'œdème généralisé est toujours très accentué, ne diminue pas. Les jambes, très œdématiées, ne présentaient plus aucune forme anatomique, elles étaient absolument cylindriques.

Le malade meurt le 17 mai.

Examen anatomique. — Poumon gauche, quelques adhérences légères en arrière. Poumon droit, plèvre costale absolument adhérente, se détache cependant, poumon refoulé contre la paroi. Bronchite et emphysème des deux côtés, dilatation bronchique.

Périsplénite avec épaississement de la capsule par places, pas de périhépatite, pas de calculs.

Cœur.— Hypertrophie concentrique du ventricule gauche sans dilatation, plaques laiteuses, pas d'insuffisance, pas d'athérome de l'aorte, consistance normale ; plaques d'athérome au niveau des nodules d'Arantius, plaques opalescentes mais peu épaisses à la mitrale, dilatation des coronaires. A la tricuspide, opalescence sans épaississement.

Reins granuleux, décortication assez facile, capsule un peu adhérente. Rein gauche, 150 grammes ; rein droit, 125 grammes ; crie sous le couteau; pyramides totalement détruites, substance corticale diminuée.

OBSERVATION XVI
(Thèse Schmit ; Observation XXVI).

Le nommé D..., 40 ans, batelier, entre à l'hôpital le 25 mai 1898. Son père est mort âgé ; il n'a pas connu sa mère. Bronchite en 1891.

Le malade traîne depuis six mois. A cette époque il a commencé à tousser ; cette toux a augmenté il y a trois mois à la suite d'une chute à l'eau. Le malade n'a jamais eu d'hémoptysie, mais il est très essoufflé et a perdu ses forces. Il y a dix à douze jours, il a ressenti un point de côté et des frissons ; depuis il crache beaucoup.

Inspection. — Malade à tempérament lymphatique, très amaigri, type vénitien. Il a 40° de T. le soir.

Appareil respiratoire. — Thorax bombé, expectoration spumeuse, visqueuse, adhérente au vase. Inspiration rude, expiration prolongée, sibilances. Râles sous-crépitants à l'inspiration et aux deux bases. Ronchus et sibilances disséminés. Expiration très prolongée, pas de foyer net de souffle ni de râles sous-crépitants fins. Sonorité moindre dans la fosse sous-épineuse et à l'aisselle droite.

Appareil circulatoire. — Les artères sont dures, la temporale sinueuse, les bruits du cœur sont assourdis, il n'y a pas de souffle.

Appareil urinaire. — L'urine est très peu abondante, elle contient une notable quantité d'albumine. On ne constate ni œdème des membres inférieurs ni bouffissure de la face.

Appareil digestif. — Langue blanche, inappétence, pas de vomissements, mais diarrhée depuis quelques jours.

Système nerveux. — Dort peu, réflexes patellaires diminués, céphalée, subdélire et délire pendant la nuit.

Le diagnostic porté fut celui de bronchite généralisée avec néphrite grippale.

Le malade ayant été traité par les enveloppements froids se remet un peu. La T. baisse le 27.

Recrudescence le lendemain, râles trachéo-bronchiques, affaissement considérable, tendance à la cyanose ; mort le 29.

L'autopsie n'est pas communiquée.

OBSERVATION XVII
(Thèse MÉNÉTRIER. Obs. XXVIII)

Maladie infectieuse à déterminations pulmonaires, rénales et cardiaques.

Catherine H..., domestique, âgée de 22 ans, entrée le 17 mai, salle Laënnec, n° 15.

C'est une jeune fille forte et bien constituée qui n'a, dit-elle, jamais été malade. Seulement elle est depuis quelque temps dans une place où elle s'est beaucoup fatiguée. Elle se portait néanmoins assez bien, quand, le dimanche 2 mai, étant sortie insuffisamment couverte, elle eut froid, et le soir même commença à se trouver mal à l'aise, à souffrir au côté droit de la poitrine. Cette douleur persista les jours suivants; elle toussait, mais n'a jamais rendu de crachats rouges et rouillés. Elle continua, du reste, à travailler malgré son mal ; elle semble, les jours suivants, avoir eu quelques petits frissons, elle aurait aussi vomi plusieurs fois. Outre sa douleur au côté, elle en éprouvait à la région lombaire et plus récemment à la région précordiale. Enfin, son état s'aggrava à la fin de la semaine dernière, ses jambes enflèrent, la gêne respiratoire devint fort grande et elle dut s'aliter. Trois jours après, elle entre à l'hôpital.

Elle est, en effet, fort oppressée, les respirations sont fréquentes et les ailes du nez se dilatent à chaque inspiration. Les pommettes sont colorées, tandis que le reste du visage est pâle et les lèvres légèrement bleuâtres. Il n'y a pas de gonflement des parties supérieures, mais les cuisses et les jambes sont très œdémateuses.

La langue est nette, il n'y a pas de fièvre. Au premier examen, on est de suite frappé de la force et de la précipitation des battements du cœur qui soulèvent la paroi et se perçoivent à l'auscultation dans presque toute la poitrine et notamment s'entendent très bien en arrière, le long de la colonne vertébrale. Par contre, le pouls, s'il est rapide (128), est assez petit. A la palpation du cœur, il n'y a pas de frémissements. A l'auscultation, on entend un souffle systolique intense, perceptible à tous les foyers, et qui, prolongé, masque tous les bruits.

Dans le reste de la poitrine on trouve une légère submatité aux deux bases en arrière ; en avant, la sonorité est également diminuée du côté droit. A l'auscultation, on entend en avant, à droite, sur les limites de la région axillaire et dans cette région, un foyer de râles sous-crépitants assez fins et une respiration légèrement soufflante. Partout ailleurs, la respiration est seulement un peu rude avec quelques râles sibilants disséminés. Il y a aussi un petit foyer de râles sous-crépitants en arrière à gauche.

Le foie paraît assez volumineux, assez difficile à bien délimiter. Les urines sont émises en petite quantité, elles sont foncées, rougeâtres et renferment beaucoup d'albumine.

La malade est mise au régime lacté, on lui donne une potion cardiaque alcoolisée, des inhalations d'oxygène et des ventouses sèches matin et soir.

Les jours suivants, l'état se modifie peu, la dyspnée est toujours très vive. Les deux foyers de râles à gauche et à droite semblent s'éteindre, surtout le droit; toujours pas de crachats.

Le 21, on pratique une saignée de 300 grammes qui amène une légère amélioration.

Pendant plus d'un mois encore, la maladie évolue sans grandes modifications symptomatiques, avec une fièvre très irrégulière, l'albuminurie persiste au même degré, les signes cardiaques restent les mêmes, et les foyers pneumoniques, après avoir paru s'éteindre, reprennent une nouvelle intensité, prédominant au côté gauche où, pendant les derniers jours, on trouve une matité très nette avec souffle à timbre aigre, pleurétique. On constate aussi une notable hypertrophie de la rate, qui est douloureuse spontanément et à la pression.

La malade meurt le 3 juillet.

Le sang, examiné par M. Netter à plusieurs reprises pendant la vie, renfermait deux variétés d'organismes, des pneumocoques et des staphylocoques (staphylococcus albus), qui se sont montrés prédominants à tous les examens.

Autopsie le 4 juillet. — Les centres nerveux sont sains.

Cavité thoracique. — Les deux plèvres, mais surtout la gauche, renferment une notable proportion de liquide citrin.

Le poumon droit est œdémateux, son lobe supérieur est sain, le lobe moyen et le lobe inférieur renferment par places des noyaux et des plaques de couleur plus foncée, brunâtre, et qui sont plus consistants que le reste du tissu, sans être toutefois complètement privés d'air. En ces points, les bronchioles laissent suinter par pression un liquide séropurulent. Ce semblent être des nodules broncho-pneumoniques en voie de résolution avancée. On trouve en outre, tout à fait à la partie interne de la base, un petit noyau d'hépatisation plane.

Le poumon gauche possède une plèvre assez uniformément épaissie à la surface. Le lobe inférieur, solide en totalité, est en hépatisation brunâtre, assez plane, sans points ramollis, peu friable, laissant suinter par pression un peu de liquide séro-purulent. Le lobe supérieur présente, dans sa languette antérieure, une bande d'hépatisation assez semblable à celle du lobe inférieur mais plus plane et plus humide. Les bronches ont leur muqueuse épaissie et ramollie, elles renferment un liquide spumeux.

Les ganglions du hile sont tuméfiés et œdémateux.

Le péricarde renferme une assez grande quantité de liquide séreux, ses parois sont saines.

Le cœur, très volumineux, est hypertrophié en totalité, les cavités et orifices droits sont sains ; l'orifice aortique ne présente pas de lésions non plus que l'aorte, où on trouve seulement quelques plaques graisseuses. Ce vaisseau est pourtant, et sur toute sa longueur, remarquable par l'étroitesse de son calibre.

La valvule mitrale est altérée ; on trouve sur la grande valve, juste au-dessus de l'épanouissement des tendons du pilier droit, une ulcération grande comme une pièce de 20 centimes, arrondie, et dont l'orifice est entouré de petites végétations fibrineuses qui le rétrécissent sans l'oblitérer complètement. La perforation est complète en effet et devait permettre le passage du sang du ventricule dans l'oreillette pendant la systole ventriculaire.

A la face auriculaire de la valvule, la perforation est entourée d'un bouquet de végétations plus volumineuses, hautes d'un centimètre environ et qui présentent, à leur point d'implantation, une petite cavité remplie d'une bouillie grisâtre au niveau de laquelle l'ulcération paraît avoir atteint jusqu'au myocarde. On trouva en outre quelques végétations miliaires au niveau du bout libre de la valvule.

La cavité péritonéale renfermait une grande quantité de liquide ascitique.

L'estomac et les intestins sont sains. Les ganglions mésentériques et surtout les ganglions préaortiques et préiliaques sont volumineux, blanchâtres, œdémateux.

Le foie, le pancréas, sont sains.

La rate est énorme, pèse 650 grammes et renferme 3 infarctus récents.

Le rein droit pèse 170 gr., sa capsule est un peu adhérente par places, la surface est d'un blanc jaunâtre, presque entièrement décolorée. En coupe, le tissu est assez ferme et aussi presque entièrement décoloré.

Le rein gauche pèse 230 gr., sa surface est généralement congestionnée avec îlots décolorés. En coupe, le tissu est mou, les deux substances sont moins distinctes que normalement, par places d'un rouge jaunâtre et par places d'un jaune pâle.

Les capsules surrénales, les organes génitaux et la vessie ne présentent pas d'altérations.

A l'examen microscopique, on trouve dans le poumon

hépatisé des pneumocoques, dans les végétations mitrales, les infarctus spléniques, des staphylocoques.

Les reins présentent des lésions de néphrite diffuse, avec notable épaississement du tissu conjonctif péritubulaire et dégénération des épithéliums ; ces lésions paraissent dater d'un certain temps.

Observation XVIII

(Leyden ; *Zur pathologie der Influenza.* Berlin)

Klein Woch, 1890. — N° 10.

Je présente des coupes microscopiques d'un rein provenant d'une malade ayant succombé à une néphrite aiguë, suite d'influenza.

La malade, âgée de 25 ans, couturière, très bien portante jusque-là, fut atteinte de l'influenza au commencement de décembre. Elle avait de violents maux de tête, légère surdité et ne s'est jamais rétablie. Faiblesse, inappétence, puis vomissements violents pendant huit jours. La malade remarqua à ce moment que ses urines étaient peu abondantes et troubles : il se montra des œdèmes, et c'est dans cette situation qu'elle se présenta à la clinique médicale.

Elle mourut le 8 février, sans avoir présenté des symptômes locaux importants ; l'otite était légère, la surdité peu accentuée, pas de fièvre.

Le symptôme dominant était une anurie très prononcée ou plutôt une diminution de la quantité d'urines. Nous avons mesuré exactement la quantité d'urines émises chaque jour, il n'y avait que 200 cent. cubes, et cette urine était hémorrhagique, comme dans les cas de néphrite d'origine infectieuse.

Vers la fin de janvier, une amélioration se montra, la

sécrétion urinaire augmenta, mais les forces de la malade étaient tellement épuisées qu'elle succomba néanmoins.

A *l'autopsie*, on trouva les reins gros, teintés de rose et arrivés à la première période du mal de Bright. Au microscope, ils présentent la forme que nous pouvons considérer comme la plus typique de la néphrite d'origine infectieuse, dont le type est la néphrite scarlatineuse. C'est la forme de glomérulo-néphrite ou de capsulo-néphrite de Klebs. On voit les capsules de Bowman dilatées, agrandies, remplies de nombreux éléments cellulaires qui se sont introduits entre la capsule et le glomérule et compriment ce dernier plus ou moins fortement. La diminution de la sécrétion urinaire, l'anurie, s'expliquent par là.

Observation XIX

(Comby ; *Société médicale des hôpitaux*, 8 mars 1895).

L... Joseph, 13 ans, entre le 4 février 1895, à l'hôpital, salle Barrier. Parents bien portants, famille très nombreuse, 14 enfants, dont 7 vivants.

Cet enfant, qui a été nourri au sein, a toujours eu une bonne santé, on relève toutefois dans ses antécédents, une rougeole et une bronchite légère. Il est vigoureux et bien constitué.

La maladie remonte à huit jours. Il a eu, au début, un point de côté à gauche avec de la toux. Il a néanmoins continué à se lever et à marcher. Quand il marchait, il éprouvait une douleur vive au niveau du petit bassin et avait de fréquents besoins d'uriner. A la fin de la miction, il souffrait beaucoup et rendait du sang presque pur. L'urine, recueillie dans un bocal, laisse un dépôt abondant, rougeâtre, contenant des hématies en grand nombre. L'auscultation révèle, à la base gauche, un foyer assez étendu de râles crépitants, il n'y a pas eu de vésicatoire appliqué. La langue est saburrale, étalée, recouverte d'un enduit gras. Anorexie, fièvre modérée, 38°, 38°5. Prescription, régime lacté absolu, tisane de graines de lin, repos au lit. Bientôt les douleurs à la fin de la miction disparaissent, la proportion de sang diminue. Au bout de huit jours, il n'y avait plus trace de sang dans les urines. Le foyer de râles crépitants persiste jusqu'au 15 février. L'enfant sort guéri le 27.

L'auteur de cette observation ajoute : Voilà un enfant pris simultanément de congestion pulmonaire gauche et de cystite du col avec urines sanglantes. Ces deux manifestations aiguës, survenues en même temps, relèvent d'une même manifestation pathogénique, c'est-à-dire de l'épidémie régnante de grippe.

Observation XX
(Service de M. le professeur Carrieu)

M... Jean, 63 ans, entre à l'hôpital le 10 février 1903, dans le service de M. le professeur Carrieu, salle Combal, lit n° 17.

Cet homme dit être malade depuis le commencement du mois de janvier. A ce moment, son visage a été le siège d'un érysipèle, lequel a évolué assez rapidement. M... Jean dit avoir eu à la même époque un abattement extrême, de la lassitude, des douleurs disséminées qui l'ont obligé à s'aliter. Il n'a du reste plus repris son travail. Entre autres symptômes tels qu'anorexie, insomnie légère, expectoration assez abondante, douleurs au côté, il accuse une dypsnée assez forte. Il a été, dit-il, constamment essoufflé depuis cette époque. Quelques jours avant d'entrer dans le service, il a craché rouge.

On relève parmi ses antécédents personnels de l'alcoolisme, trois litres de vin par jour; il a fait la campagne de 1870. Il ne signale aucune maladie antérieure et est muet sur ses antécédents personnels.

11 février. Le malade est abattu, mouvements respiratoires rapides, légère dyspnée, pas de température.

Appareil digestif normal, pas de constipation ni diarrhée, anorexie, langue un peu saburrale.

Appareil respiratoire. On trouve des deux côtés, en avant et en arrière, des râles nombreux ronflants et sibilants. Quelques sous-crépitants aux deux bases. Expectoration abondante, crachats muqueux, aérés, sans stries rougeâtres. Douleur dans les grands mouvements inspiratoires.

Les battements du cœur sont précipités, irréguliers et affaiblis. Il y a du reflux jugulaire ou tout au moins de la stase sanguine.

Foie douloureux à la pression, teinte subictérique.

12. — La dyspnée a augmenté. L'analyse des urines a décelé 6 grammes d'albumine par litre. Bruits du cœur en ailes de corbeau (flou-flou).

17. — Les symptômes précédents persistent; toutefois la respiration est plus facile et le cœur s'est remonté sous l'influence de piqûres de caféine, 4 grammes d'albumine par litre.

27. — L'œdème apparaît, les membres inférieurs sont infiltrés jusqu'à la racine des cuisses, 4 gr. albumine. Bases des poumons toujours congestionnées avec sous-crépitants, ronchus et sibilants disséminés. Dyspnée assez forte, tendance à la cyanose. Cet état va persister avec des alternatives d'amélioration et d'aggravation.

5 mars. — 3 grammes albumine.

10. — 4 grammes.

25. — OEdème généralisé, stases sanguines. Le malade est très oppressé, imminence d'asystolie.

20. — Nouvelle amélioration. Battements cardiaques mieux frappés, pouls plus régulier. Toutefois l'œdème n'a pas rétrocédé, le malade est toujours en proie à une forte dyspnée.

———

Les observations que nous avons citées concernent des malades chez lesquels la grippe a déterminé des lésions pulmonaires et des lésions rénales. Nous allons essayer dans ce chapitre de tirer de ces faits cliniques les points suivants :

1° A quelle époque l'albuminurie est-elle apparue et quelles étaient les lésions pulmonaires concomitantes?

2° Quelles sont les formes de néphrite grippale ?

3° Quel est le pronostic chez un grippé touché au poumon et au rein?

1° *A quelle époque l'albuminurie est-elle apparue et quelles étaient les lésions pulmonaires concomitantes?*

L'albuminurie est apparue à une époque en général rapprochée du début de la maladie ainsi qu'il ressort du tableau suivant. Elle est mentionnée en effet :

4 jours après le début de la maladie (Obs. I).

1 jour — — (Obs. II).

3 jours — — (Obs. III).

Le jour même du début de la maladie (Obs. IV).

10 jours après le début (Obs. V).

A l'entrée du malade à l'hôpital (Obs. VI).

10 jours après le début (Obs. VII).

7 jours — (Obs. VIII).

6 jours — (Obs. IX).

9 jours — (Obs. X).

8 jours — (Obs. XII).

6 mois — (Obs. XIII).

11 jours — (Obs. XIV).

5 semaines — (Obs. XV).

10 jours — (Obs. XVI).

15 jours — (Obs. XVII).

8 jours — (Obs. XVIII).

Au moment où cette albuminurie a été constatée, existaient au poumon :

Congestion base droite (Obs. I).

Congestion sommet droit (Obs. II).

Bronchite (Obs. III).

Congestion des bases (Obs. IV).

Congestion des bases (Obs. V).

Broncho-pneumonie à gauche (Obs. VI).

Bronchite (Obs. VII).

Broncho-pneumonie et bronchite (Obs. IX).

Pneumonie sommet droit et bronchite (Obs. X).

Catarrhe grippal (Obs. XII).

Congestion (Obs. XIV).

Congestion aux bases (Obs. XV).

Bronchite chronique (Obs. XVI).

Congestion au sommet droit (Obs. XVIII).

En résumant, il ressort que sur 17 observations l'albuminurie s'est manifestée 9 fois le premier septénaire, c'est-à-dire d'une façon précoce, six fois du neuvième au quinzième jour, une fois 35 jours et une autre six mois après le début de la grippe. Les manifestations thoraciques qui étaient présentes au moment où le rein a été frappé consistaient surtout en congestions, mais étaient aussi de la bronchite, de la broncho-pneumonie, de la pneumonie.

Notre attention a été attirée sur les observations I, II, III, IV. Dans ces observations on note la précocité, qui se manifeste dans l'apparition des phénomènes de néphrite, albuminurie, œdème des membres inférieurs, oligurie, hématurie, coïncidant avec des lésions thoraciques de congestion et de bronchite. Aussi il est vraisemblable d'admettre que dans ces cas la grippe a touché primitivement et à la fois le rein et le poumon.

Cette *néphrite grippale primitive* a évolué diversement ; tantôt sous une forme aiguë, passagère, congestive, bénigne (Obs. I), menaçant rapidement l'existence, coma au huitième jour et disparaissant sans laisser de traces (Obs. III) ; tantôt sous cette même forme aiguë, congestive, mais où l'organisme épuisé a succombé (Obs. II, IV). Il nous a paru intéressant de rapprocher de ces faits un cas dans lequel la grippe a touché primitivement la vessie en même temps qu'elle a évolué au poumon sous forme de .congestion (Obs. XIX).

Nos autres observations concernent des malades chez lesquels la néphrite est plus tardive et tributaire parfois, non plus du seul bacille de Pfeiffer, mais de bacilles appelés par celui-ci et associés à lui probablement pour adultérer le rein, b. de Koch (Obs. XVI), pneumocoque, staphylocoque (Obs. XVII).

2° *Quelles sont les formes de néphrite grippale ?* — C'est sous la forme *aiguë congestive*, que la néphrite grippale a le plus souvent évolué. Elle a eu dans les cas favorables une durée de :

3 semaines (Obs. I) ;
12 jours (Obs. III) ;
25 jours (Obs. V) ;
3 jours (Obs. VII) ;
3 semaines (Obs. X).

Et dans tous ces cas le malade sorti de l'hôpital n'a sans doute pas conservé de lésion rénale. Les symptômes de cette forme aiguë congestive ont été de l'albuminurie en quantité variable, de 1 à 4 gr., de l'œdème plus ou moins généralisé, de l'oligurie, de l'hématurie, parfois du coma coïncidant avec de l'anurie presque complète (Obs. III).

C'est sous cette forme aiguë, congestive, que s'est présentée la néphrite grippale primitive.

Cette même néphrite aiguë congestive a eu une issue fatale, causée tant par elle que par les autres désordres de l'organisme. Elle a duré alors :

12 jours (Obs. II).

4 jours (Obs. IV).

Quelques jours (Obs. IX).

Deux mois (Obs. XV).

4 jours (Obs. XVI).

3 mois (Obs. XVII).

La néphrite grippale a évolué sous une *forme subaiguë* laissant après elle une albuminurie persistante (Obs. XII et XIV).

Elle s'est présentée d'emblée comme un *mal de Bright chronique* avec bruit de galop, œdème considérable des membres inférieurs, bouffissure des paupières, oligurie, léger œdème du poumon, et mort après trois attaques d'urémie au septième mois (Obs. XIII).

Les diverses autopsies ont mentionné des reins volumineux, violacés, gorgés de sang (Obs. II), légèrement congestionnés (Obs. IV), gros et blancs (obs. XIII), granuleux avec capsule adhérente, pyramides détruites (Obs. XV), avec lésions de néphrite diffuse (Obs. XVII), glomérulo-néphrite (Obs. XVIII).

3° *Quel est le pronostic chez un grippé touché au poumon et au rein ?*

Les seules manifestations thoraciques de la grippe sont déjà sérieuses. Cette maladie a en effet des allures insidieuses, la congestion qui paraît la plus anodine en apparence peut grandir brusquement et mettre le malade en danger. Galliard

a pu dire, frappé par la mortalité prédominante des localisations pulmonaires de cette affection : « Quand la grippe
tue, c'est au thorax qu'elle frappe. » Aussi devons-nous
considérer comme grave l'apparition d'une néphrite, quand
le poumon est le siège de congestion, broncho-pneumonie,
pneumonie ou autre lésion d'origine grippale.

Nous voyons dans nos observations que les malades qui
ont succombé porteurs de ces deux altérations organiques
sont nombreux.

A elle seule, la néphrite peut être une cause de mort
(obs. XIII et XVIII).

Nous pourrons trouver des éléments d'appréciation quant
au pronostic, dans les antécédents héréditaires ou personnels du malade, dans son âge, (mort à 60 ans, obs. II et IV,
75 ans, obs. XV), dans sa façon de réagir vis-à-vis de la
maladie.

Une grippe précédente, des bronchites, le choc consécutif
à une opération chirurgicale, peuvent expliquer le peu de
résistance qu'a offert la malade de l'observation IX, qui a succombé le 14° jour.

C'est sur un terrain bacillaire, sur une femme surmenée,
que la grippe évolue avec une issue fatale (obs. XVI, XVIII),
sur un alcoolique, sur un débilité, avec pronostic défavorable,
(obs. XX).

On note une typhoïde (obs. XIII, obs. XIV), une fluxion
de poitrine (obs. XII), et de ces trois malades, deux conser-
vent de l'albumine, l'autre succombe.

Il faudra interpréter la présence ou l'absence de cylindres
dans les urines, l'oligurie, l'anurie.

Le pronostic sera sérieux si la grippe atteint un rein
malade antérieurement, surtout si chez chez tel malade les
urines sont peu abondantes, pauvres en urée, s'il y a des
accès éclamptiques de plus en plus rapprochés, si les œdèmes

cutanés se compliquent d'œdèmes viscéraux, ou si la céphalée et les troubles visuels augmentent. La néphrite est grave, non seulement pour le moment présent mais pour l'avenir, si l'on considère que le rein devient un locus minoris resistentiæ et une porte ouverte aux infections futures.

En résumé, nous devons envisager, comme assombrissant beaucoup le pronostic, la présence de lésions pulmonaires et de lésions rénales dans le cours d'une grippe.

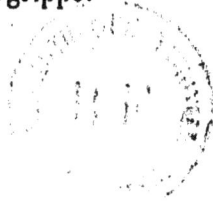

CONCLUSIONS

1º Quand, dans une grippe à manifestations thoraciques, l'albuminurie se montre, c'est en général de façon précoce.

2º La grippe peut se localiser primitivement sur le poumon et sur le rein. Des symptômes de néphrite et de congestion pulmonaire en particulier s'observent alors dès les premiers jours de la maladie.

3º La néphrite grippale se présente généralement sous une forme aiguë congestive, quelquefois sous une forme subaiguë ou chronique.

4º Le pronostic est le plus souvent sérieux à un moment donné, chez un malade touché par la grippe au rein et au poumon.

BIBLIOGRAPHIE

ALISON. — Sur les symptômes et complications de la grippe. — Archives gén. de médecine, 1890.

BARTH. — Des complications de la grippe. Union médicale, 3o janvier 1890.

BONNELIÈRE. — Grippe à déterminations multiples. — Thèse Paris 1893-1894.

BUDD. — Ugesk for Lœyer, 1890, L. R. XXI.

CAUSSADE. — Néphrite des pneumoniques. Th. Paris, 1889-1890.

CEZILLY H. — Contribution à l étude de la grippe. Th. Paris 1889-1890.

CHARPENTIER. — De la grippe et de ses complications. Th. Paris, 1893-1894.

COMBY. — Société médicale des hôpitaux, 11 décembre 1891 et 8 mars 1895.

COURSAULT. — Des déterminations pulmonaires et rénales concomitantes de l'infection pneumonique, Th. Paris, 1901-1902.

DIARD. — Revue générale de clinique et de thérapeutique, 8 juin 1892.

DIEULAFOY. — Traité de path. int. tome IV.

DUPEU. — Les néphrites aiguës bénignes chez les enfants, Th. Paris 1896-1897.

DUPONCHEL. — Société médicale des hôpitaux, 1890 N° 2.

FAUCHER L. J. — Étude clinique sur le diagnostic différentiel des diverses formes de grippe, Th. Lille 1898-99.

FERRAND. — Société médicale des hôpitaux, 1890.

FIESSINGER. — La grippe infectieuse à Oyonnax. Paris 1889.
    —   Gaz. médicale de Paris, 4 octobre 1890.

GALLIARD. — La grippe, 1898.

Gazette Médicale. — Paris, 1837.

GEOFFROY. — Société médicale des hôpitaux, 7 mai 1892.

GINGEOT. — Grippe maligne à déterminations morbides multiples. *Journal des Praticiens*, 1893.

HERVOUET. — Déterminations rénales de l'influenza, Soc. méd. de Nantes, 1894.

HOEHLING. — Med. Neus., 1890.

HUCHARD. — Soc. méd. hôpitaux, janvier 1890.

JACCOUD. — Bulletin Académie de médecine, 1890.

   — Path. int.

LÉCORCHÉ et TALAMON. — Sur un cas d'albuminurie intermittente, Médecine moderne, 8 septembre 1892.

V. LEYDEN. — Wien. med. Blätt, 16 janvier 1890.

   — Berl. Kl. Wochenschrift, 1890, n° 10.

LOEW. — Ephem. nat. cur., 1729.

LUGAN. — Contribution à l'étude clinique de la grippe, son influence sur le poumon. Thèse Paris, 1891-92.

MAKEREEL. — Congestions et spléno-pneumonie grippale. Thèse Lille, 1898.

MANSEL-SYMPSON. — The Lancet, 1890.

MÉNÉTRIER. — Grippe et pneumonie. Th. Paris, 1886-87.

MEUNIER. — *Progrès médical*, 1900, 12, I.

   — Archives générales de médecine, 1897, I, 8e série, 7.

MEUNIER. — Du rôle du système nerveux dans l'infection de l'appareil pulmonaire, Th. Paris, 1896.

NETTER. — Art. grippe, *in* Traité de médecine de Brouardel.

OLIVIER. — Contribution à l'étude de la congestion pulmonaire au cours de la grippe, Th. Paris, 1898-99.

OZANAM. — Medical essays of Edimbourg, I.

PETIT. — De l'infection par le streptocoque au cours et au déclin de la grippe, Th. Paris, 1893-94.

POTAIN. — Union médicale, décembre 1889.

RENDU. — Revue générale clin. thérap., 1895.

J. ROUX. - Complications de la grippe. — Gaz. Hôpitaux, 1897.

RUELLE. — De l'albuminurie dans la grippe, 1896.

SCHMIT. — Contribution à l'étude clinique des complications rénales de la grippe, Th. Nancy, 1901.

Sichère. — Considérations sur les bronchites albuminuriques, Th. Paris, 1899-1900.

Strauss. — Gaz. des Hôpitaux, avril 1898.

Teissier. — La grippe influenza, 1893.
  Idem — Semaine méd. 1892.

Teissier, Roux et Pittion. — Semaine médicale, 1892.
      Idem   — Archiv. méd. exp. et anat. patholog. juillet-septembre 1892.

Tuvache. — De la néphrite grippale, Th. Paris, 1891.

Vignerot. — Les néphrites infectieuses, Th. Paris, 1890.

Waitz. — Contribution à l'étude de la spléno-pneumonie, Th. Paris, 1896-97.

Walker. — Corresp. für. Schw. Aerzte, 1-8. 1890.

Widal. — Gaz. des Hôpitaux, 30 avril 1898.

Woillez. — Traité clinique des maladies aiguës des voies respiratoires.

www.ingramcontent.com/pod-product-compliance
Lightning Source LLC
Chambersburg PA
CBHW071249200326
41521CB00009B/1699